KB148139

이제마의 사상체질

소설로 읽는 사상체질의 과학적 구조

이제마의 사상체질: 소설로 읽는 사상체질의 과학적 구조

초판발행일 | 2018년 11월 17일

지은이 | 전수길
펴낸곳 | 도서출판 황금알
펴낸이 | 金永馥

주간 | 김영탁
편집실장 | 조경숙
인쇄제작 | 칼라박스
주소 | 03088 서울시 종로구 이화장2길 29-3, 104호(동숭동)
전화 | 02) 2275-9171
팩스 | 02) 2275-9172
이메일 | tibet21@hanmail.net
홈페이지 | http://goldegg21.com
출판등록 | 2003년 03월 26일 (제300-2003-230호)

ⓒ2018 전수길 & Gold Egg Publishing Company. Printed in Korea

ISBN 979-11-89205-17-1-93510

이제마의 사상체질

소설로 읽는 사상체질의 과학적 구조

전수길 지음

황금알

서문

학자가 학문적 업적을 이룰 때 바탕이 되는 것은 그가 평소 갖고 있던 사상과 인생철학이다. 그런 점에서 유랑이 갖는 의미는 클 수밖에 없지만 안타깝게도 유랑 중에 있었던 일에 대해서는 별로 알려진 것이 없다.

결국 선생의 성향을 고려해서 상상을 해보는 수밖에 없었는데 이제마 선생의 생애를 글로 엮는 과정에서 특이한 경험을 하게 된다.

배역을 맡은 배우가 주인공의 캐릭터에 빠져들듯 나 또한 소설을 쓰면서 이제마란 캐릭터에 몰입하다 보니 그분의 감정이 이입되는 현상을 겪게 되었고 선생이 겪은 삶의 고뇌가 고스란히 전해지는 것을 느낄 수 있었다.

이 같은 현상이 일어난 배경에는 유랑과 치료법이 있다. 필자는 문학과 철학에 빠져 20대 초반부터 방랑생활을 하며 남 다른 삶을 살았다.

국내는 물론 중동을 거쳐 이웃나라 일본과 태국, 말레이시아, 필리핀, 호주, 캐나다. 미국 등 많은 나라를 찾아다니며 유랑생활을 했는데 선생이 그랬듯 나의 유랑 또한 나이 40이 되어서야 잦아들게 된다.

필자가 선생의 유랑생활에 공감하며 각별한 관심을 가진 이유도 이와 같은 공통점 때문인데 나의 인생 여정은 선생과 닮은 점이 많다.

이제마 선생은 13세에 유랑생활을 시작하여 40세에 관직에 나아 갔지만 필자는 22세에 방랑을 시작하여 40세에 배꼽링학회를 설립했다.

선생이 자신의 위장병을 고치는 과정에서 사상체질을 발견하고 사상이론을 세웠듯 저자 또한 위장병으로 고생하다 배꼽에서 16기맥을 발견한 뒤 배꼽링요법을 개발하게 된다.

이처럼 일련의 과정이 평행이론처럼 이제마 선생과 닮아 있는데 다른 점을 꼽자면 살아온 시대와 환경, 그리고 사회적 지위 뿐이다.

객관적인 면에서 선생과 필자를 비교하는 것은 무리겠지만 주어진 조건만 본다면 현대를 사는 내가 더 유리했다.

발전된 과학과 의학수준 덕분인데 그 중 맞춤형 의료기가 차지하는 비중이 가장 크다.

그 결과 사상체질의 과학적 구조와 발생이치를 찾아내는 성과를 거둘 수 있었는데 이제마 선생이 살았던 시대에는 예수님이 와도 할 수 없는 일이다.

사상체질의 과학적 구조를 연구하면서 선생의 혜안에 대해 감탄을 금할 수 없었다.

현재까지 밝혀진 인간의 체질은 팔체질을 넘어 32체질까지 나뉘어져 있는데 어째서 선생께서는 사상체질만을 고집한 것일까?

당시라고 해서 여러 가지 체질이 없었던 것은 아니다. 현재 나타나는 다양한 체질이 100년 전이라고 해서 보이지 않았을 까닭이 없으니까.

그런데도 불구하고 선생이 사상체질만을 고집한 이유는 인체의 구조를 정확히 꿰뚫어보는 눈을 갖고 있었기 때문이다.

기본적으로 인간의 체질은 음과 양의 두 가지 체질을 형성한다. 그러나 병이 드는 상황을 맞게 되면 우측과 좌측으로 고정되어 네 개의 체질을 형성하게 된다.

물론 사상체질이 복합현상을 일으키면 여덟 가지 이상으로 나누어지게 되지만 그것은 체질이 엉킬 때 나타나는 현상이지 독립된 체질로 보기는 어렵다.

복합체질은 치골의 막힌 혈을 풀어주면 대부분 사라지기 때문이다. 아무튼 원인조차 모르는 복합체질을 걸러내고 사상체질을 완성했다는 점에서 선생의 업적은 더욱 빛이 난다 하겠다.

필자가 선생을 공경하며 소설을 쓰게 된 이유도 이와 같은 출중한 능력과 사상에 감명을 받았기 때문인데 선생이 겪었을 여러 가지 아품을 공감하며 그분의 심정을 헤아리려 애썼고 사상체질이 만들어진 배경과 과정을 살펴서 독자들에게 알리려 했다.

이제마 선생과는 다른 시대, 다른 삶을 살아온 저자이지만 기존의 치료법으로는 낫지 않는 자신의 병을 치료하는 과정에서 새로운 치료법을 발견하고 학문적 체계를 세웠다는 점에서 선생과 나는 특별한 공통점을 갖고 있다.

오랜 유랑생활과 위장병으로 고통 받는 부분에서는 동병상련의 정이 느껴져 가슴이 찡해 왔는데 낫지 않는 위장병과 유랑생활 그리고 새로운 치료법을 개발하는 일 등은 특별한 사정이 주어지지 않으면 겪을 수 없는 일들이다.

1장은 필자가 '미국에서 유랑을 하며 겪었던 일'을 소개한 내용이고, 2장 '소설로 쉽게 풀어쓴 이제마의 사상체질'에서는 이제마 선생이 유랑을 하며 겪었던 일과 사상체질의 근본원리를 밝힌 내용이다. 3장 '필자가 연구한 배꼽링학회와 사상체질'을 살펴보면 사상체질과 그 구조에 관해 좀 더 쉽게 이해할 수 있을 것이다.

선생과 저자가 겪어온 삶의 여정이 왠지 우연만은 아닌 것처럼 여겨지는 것인데 유사한 운명을 가진 후학의 입장에서 선생의 뜻에 공감하며 이 글을 남긴다.

차례

서문 • 004

1장 미국에서 유랑을 하며 겪었던 일

학회를 접고 미국으로 간 사연 • 012

시애틀의 사과 • 015

자동차 여행 • 018

스키장의 기억 • 022

2장 소설로 쉽게 풀어쓴 이제마의 사상체질

응급환자 • 030

두 개의 진실 • 047

탄생 비화 • 051

아버지와 조부의 죽음 • 063

어머니와의 상봉 • 070

첫 번째 부인과의 이별 • 072

생명에는 시행착오가 없다 • 076

제마의 위장병 • 087

귀인이 머문 자리 • 090

약초 캐기 • 094

벗의 누이동생 • 099

운수 사나운 날 • 102

범의 눈 • 113

동생 이섭중의 죽음 • 121

유랑의 끝 • 124

병마절도사 김기석과의 만남 • 127

사람이 사람을 알아보지 못하면 • 132

만석이의 슬픔 • 139

정3품 벼슬에 오르다 • 148

동무의 신침 • 150

우황 가진 소 • 155

음체질과 양체질의 발생이치 • 163

소음인과 태양인의 위장병 • 168

사상체질과 침구술 • 172

오장육부와 오장오부 • 175

복합체질의 진실 • 186

사상체질에서 심장이 빠진 이유 • 193

소음인과 비장 • 197

사상체질의 침구학적 구조 • 202

음양의 허실과 보사의 법칙 • 209

사상체질의 침구학적 구조 • 211

허증과 실증이 발생하는 이치 • 215

낮에 지는 별 • 218

영생이의 눈물 • 221

후손들에게 남기는 글 • 224

현성이에게 남기는 글 • 226

배꼽의 문을 여는 열쇠 • 228

서정범 교수와의 인연 • 232

정성이 통하면 • 237

3장 배꼽링학회와 사상체질

배꼽링학회 • 243

사상체질 연구에 사용된 장비 • 245

배꼽링의 구조 • 247

배꼽링의 치유원리 • 250

양도락의학과 피부저항 측정기 • 252

피부저항 측정기의 기능과 조건 • 255

임상사례 • 260

사상체질의 침구학적 구조 • 269

사상체질의 과학적 증명 • 271

암 환자의 피부저항과 사상체질 • 275

사상체질의 병증구조와 요약서 • 282

사상체질의 발생 이치와 다이오드요법 • 285

사상체질의 성격과 직업 • 287

사상체질과 식품 • 293

타고난 체질은 바뀌지 않는 것일까 • 298

사상체질과 오행의 순서 • 305

사상체질과 나 • 311

위기와 극복의 묘수 • 315

집필을 마치며 • 318

배꼽링요법 임상시험 내역 • 320

1장

미국에서 유랑을 하며 겪었던 일

학회를 접고 미국으로 간 사연

배꼽링학회를 설립한 지도 어느덧 20년의 세월이 흘렀다.

"당신은 결코 배꼽링을 그만두지 않을 거야. 당신이 개발해서 인정을 받은 것인데 어떻게 손에서 놓을 수 있겠어?"

안사람의 말이지만 그것은 남의 속을 몰라서 하는 말이고 나는 틈이 날 때마다 이 일에서 벗어나고자 했다.

김수환 추기경이 추기경으로 임명되고 나서 제일 먼저 든 생각은,

"이제는 도망갈 길이 막혔구나!"라고 한다. 그분이 생전에 방송에 나와 한 말씀인데 그 말이 왜 그렇게 공감이 가는 것일까?

배꼽링요법을 개발해서 유명해지고 인정을 받았지만, 마음 한편으론 늘 도망갈 궁리를 했다. 끝이 보이지 않는 연구와 실험이 감당하기 어려웠기 때문인데 미국으로 건너간 이후에도 틈이 날 때마다 잘됐다며 학회 문을 닫으려 했다. 하지만,

"어떤 일이 있어도 학회는 열려 있어야 한다."는 열성 회원의 만류 때문에 뜻을 이루지 못했다. 타고난 팔자는 도망가지 못한다고 했던가? 결국 이렇게 한국에 나와서 다시 학회 일을 하고 있다.

의료기를 개발하고 나서는 김수환 추기경의 독백이 더욱 가슴에 다가오는 것인데 미국으로 떠나던 때가 생각난다. 그때는 정말이지 한국을 떠나 어디론지 가고 싶을 만큼 마음이 심란했다. 기대가 컸던

만큼 실망이 의욕을 앗아갔기 때문이다.

지난 일을 생각하면 만감이 교차하며 많은 일이 떠오른다. 사람들은 필자가 미국으로 간 이유를 학회가 어려워졌기 때문으로 생각하지만 그것은 사실과 전혀 다르다.

내가 미국으로 떠날 당시 학회 활동은 정점에 도달해 있었다. 의과대학 병원장은 물론 의대교수를 비롯해 의사와 박사, 교수 등, 특별회원에 등록한 사람만 해도 100명이 넘었고 일반회원 수는 1,000여 명에 달했다.

회원 수가 많았던 것은 아니지만 회원들 대부분이 2년 반이라는 짧은 기간에 가입한 분들이고 보면 결코 작은 수가 아니었다. 무엇보다 학계, 재계의 인사는 물론 각계각층의 서민들까지 참여했다는 점에서 깊은 의미를 찾을 수 있었다.

이처럼 학회 활동이 왕성한 시기에 나는 왜 미국으로 떠나야만 했던 것일까? 그때를 생각하니 여러 사람들의 얼굴이 떠오르고 지난날의 기억들이 꿈결처럼 되살아난다.

미국으로 떠나던 때의 기억은 결코 좋은 기억이 아니었다. 그런데도 불구하고 다시 그날의 일을 떠올리며 이 글을 쓰는 이유는 회원들에 대한 미안함과 사죄의 마음 때문이다.

"효과가 이렇게 뛰어난데 어떻게 세상에 알려지지 않았나요?"

처음 배꼽링을 대하는 사람들이 자주 묻는 말이지만 이 질문에 대한 답은 간단하다. 필자가 미국으로 떠나면서 배꼽링학회가 문을 닫았기 때문이다.

유준희 선생이 회원들을 모아 학회의 명맥을 이어가기는 했지만, 그 역시 본업에 충실해야 했고 2주에 한 번 모임을 갖는 정도였기 때문에 폐업상태가 오래 지속될 수밖에 없었다.

이렇듯 회원들과의 교류가 끊기면서 학회 활동은 중단되었다. 5년 후 한국에 돌아온 이후에도 맞춤형 의료기를 개발하는 일에 집중했기 때문에 본격적인 활동을 하기 어려웠다.

학회 활동도 필요하지만 우선은 배꼽링과 의료기의 효과를 높여 치유의 효율성을 높이는 것이 무엇보다 중요하다고 여겼기 때문이다.

시애틀의 사과

미국에 처음 와서 본 것 중 가장 신기한 것이 캘리포니아의 호두와 시애틀의 사과였다.

도로 가로수에는 호두와 사과들이 주렁주렁 달려있고 일부는 땅에 떨어져 뒹굴고 있었지만, 사람들은 이 귀한 것들을 거들떠보지도 않았다.

하도 이상해서 룸메이트 하는 친구에게 물으니 이것이 미국이란다.

"여기 사람들은 도롯가에 있는 과일들은 안 먹어요. 먹을 것이 지천이니 깨끗하고 좋은 것이 아니면 흥미가 없는 거지."

그러나 친구와 나는 전혀 개의치 않았는데 우리가 살고 있는 마을은 한국의 시골만큼이나 공기가 깨끗했기 때문이다. 해가 뜬 날에는 선글라스를 쓰지 않으면 운전을 하기 어려울 정도로 햇빛이 눈부셨는데 대기가 맑아 시야가 투명한 까닭이다.

어느 가을날 오후 친구와 나는 우체국 앞에 있는 사과나무에 올라 탐스러운 사과를 따서 바구니에 한가득 담았다. 얼마나 크고 탐스러웠던지 입이 절로 벌어질 지경인데 지나가던 흑인 하나가 의아한 표정으로 다가와 묻는다.

"그걸 따서 뭐하려고 그래요?"

그러자 친구가 대답했다.

"사과잼 만들어 먹으려고."

차를 타고 돌아오는 길에 친구에게 내가 물었다.

"사과잼 만들 줄 알아?"

"사과잼은 무슨. 쟤네들은 우리가 이걸 과일로 먹는다고 하면 무슨 야만인인 줄 알아요."

집에 돌아온 우리는 사과를 수돗물에 씻어 한입 가득 깨물어 맛있게 먹었다.

"농약을 친 과수원 사과보다야 이쪽이 더 신선하지 않을까?"

옛일을 추억하다 보니 갑자기 그 말을 하던 친구가 그리워졌다. 얼른 차를 몰고 예전에 함께 살던 타코마 아파트로 찾아갔다. 하지만 친구의 행방은 간 곳이 없고 함께 콜라를 마시던 벤치만이 덩그렇게 남아 있다.

자주 연락을 못 하며 지내다 보니 이런 사태로 이어진 것인데 후회란 아무리 빨리해도 늦는 법이어서 아쉬움을 삼켜야 했다.

배꼽링학회를 설립하기 전 이곳 타코마와 시애틀에서 7년을 살았다. 한 번씩 바람이 들어 여러 곳을 떠돌며 유랑생활을 했지만 결국은 오래 버티지 못하고 미국생활 대부분을 고향이나 다름없던 이곳으로 돌아와 연구를 하며 보냈다.

먹고 살 생각은 하지 않고 여러 가지 발명품을 만드는 재미에 빠져 있었던 것인데 배꼽링요법 역시 이곳에서 초안을 만들었다고 해도 과언이 아니다.

이후 한국으로 돌아와 16기맥을 발견하고 배꼽링요법을 창안하여 학회를 세웠다. 그리고 오랜 연구 끝에 맞춤형 의료기를 개발하게 되는데 모두 이와 같은 고난이 밑거름이 되었기 때문이다.

결국, 이 모든 여정의 시작이 바로 이 아파트에서 이루어진 셈이니 이곳에서의 추억은 각별할 수밖에 없다. 사과 이야기를 하다 보니 오래전 자동차로 미국 전역을 돌며 여행을 했던 추억이 떠오른다.

자동차 여행

콜로라도를 향해 자동차 여행을 떠나기로 했다. 시애틀에서 몇 년 살다 보니 삶이 정체된 느낌도 있고 뭔가 새로운 자극이 필요했다.

역마살이 붙어 그런지 한곳에 오래 머물면 좀이 쑤셔 견딜 수가 없었는데 새로운 세계에 대한 동경심이 나를 안달 나게 했다.

콜로라도 주에 있는 도시 덴버를 최종 목적지로 삼은 것은 함께 룸메이트를 했던 친구의 영향을 받은 탓이었다.

그는 덴버에서 살던 때를 회상하며 로키산맥의 아름다운 정경과 그곳 사람들에 대해 이야기했고 언젠가는 한 번쯤 가봐야 할 곳이라고 내게 말했다.

내게 미국은 동경의 대상이었다. 어린 시절 동두천에서 미군들을 보며 산 탓도 있지만, 영화를 통해 본 미국은 꿈과 낭만이 가득한 신세계였다.

물론 갱이 나오는 살벌한 영화도 있었다. 하지만 나의 뇌리에 남은 것은 아름다운 자연과 멋있는 풍경들이었는데 인간이란 본래 자기 주도적이어서 자신이 좋아하는 것만 기억하게 된다.

아메리칸 드림이 유행하던 시절이었다. 미국에 첫발을 디디던 날, 밤잠을 설칠 만큼 마음이 들떴고 눈에 보이는 것 모두가 꿈에서 본 것처럼 환상으로 다가왔다.

현실과 이상은 괴리가 많아서 실상을 접하면 실망하는 것이 일반적이다. 그런데 나는 왜 그렇게 미국이 좋았는지 지금 생각해도 이해할 수가 없는 것인데 원래 팔자가 센 사람들에게 이런 일이 일어난다.

"애 엄마가 하와이에 사는 언니한테 갔다 오더니 아주 환장을 하는 거야. 마이산처럼 쭉쭉 뻗은 산과 푸른 바다가 어른거려 살 수가 없다는 건데 할 수 있어? 다 정리해서 이민을 왔지."

한국에서 약국을 하며 잘살고 있었다는 그는 식당 한구석에서 그릇 닦는 일을 했다. 일이 끝나고 쉬는 시간이면 늘 이런 푸념을 하곤 했는데 부인 탓에 인생이 망했다며 한숨짓는 것이다.

또 이런 경우도 있다.

"내가 80년대에 서울에서 중앙일보 기자를 했거든. 그땐 잘 나갔지. 그런데 이놈의 마누라쟁이가 미국을 한 번 갔다 오더니 이민 가자고 어찌나 떼를 쓰는지, 좋은 직장 다 버리고 지금 여기 와서 닭다리 굽고 있잖아. 이런 개 같은 경우가 있어?"

그는 생각만 해도 울화가 치민다며 분통을 터트렸다.

"좀 더 말려보지 그러셨어요?"

안타까운 마음에 대꾸를 하자 기다렸다는 듯 언성을 높이며 가슴에 얽힌 화를 토해낸다.

"아, 자식들 데리고 혼자 가겠다며 이혼장을 들이미는데 어떡하겠어? 내 팔자려니 했지."

자식 교육 때문이라며 고집을 피는 통에 방법이 없었다고 한다.

"이것 봐. 여기서는 차 재떨이도 내가 비어야 하잖아. 한국에서는 식당가서 밥 먹고 세차 맡기면 알아서 다 해주는 건데."

매사에 불만이 많았던 이 아저씨는 바비큐 식당에서 고기 굽는 일을 하다 오레곤 주로 가서 전자제품을 파는 가게를 열었다. 부디 장사가 잘 되어 후회 없는 이민생활이 되기를 바랄뿐이다.

이렇듯 태어난 고향을 떠나 말도 통하지 않는 나라에 와서 사는 사람들에게는 이런저런 사연이 있게 마련이다.

나의 경우도 그들과 진배없었다. 미국에 정착하기 1년 전 포틀랜드에서 본 가로수 단풍은 한 폭의 수채화였고 샌프란시스코 농촌 강가에서 바라본 황금빛 언덕은 동화 속 풍경처럼 아름다웠다.

얼마나 황홀했던지 지금도 잊을 수가 없는 것인데 차마 이들을 두고 돌아설 수가 없던 나는 결국 미국에 정착하는 길을 택하고 말았다.

파란만장한 내 인생길의 서막이 열리고 고생길이 시작된 것이다. 그러나 그것은 나이를 좀 더 먹고 난 이후의 일이고 서른을 조금 넘긴 내게 자동차를 몰고 미국대륙을 여행한다는 계획은 밤잠을 설칠 만큼 가슴 설레고 흥분되는 일이었다.

아메리카 대륙을 횡단하는 일은 미국에 오기 전부터 꿈꾸어왔던 일이다. 먼저 로스엔젤레스에 들러 한인타운을 구경하고 라스베가스에 들러 쇼걸을 볼 예정이었다.

그런 다음 후버댐을 거쳐 그랜드캐년을 둘러본 다음 덴버가 있는 콜로라도로 갈 참이었다.

물론 중간 어디엔가 마음에 드는 곳이 있으면 한동안 자리를 잡고 살아도 좋을 것이다. 유랑의 매력은 그런 것이니까.

나이는 젊고 딸린 식구가 없으니 걸릴 것이 없었다. 그동안 사귀었던 친구들과 식사를 하며 송별식을 마친 나는 몇 가지 없는 살림을 차에 싣고 길을 나섰다.

먼저 로스엔젤레스로 향했는데 일상에서 벗어나 새로운 세상을 향해 가는 길은 즐거웠다. 카스테레오를 크게 틀어놓고 목청껏 팝송을 따라 부르며 자유를 만끽했고 밥때가 되면 맥도널드에 들러 햄버거와 콜라를 먹었다.

저녁에는 영화에서 본 것처럼 도롯가에 있는 작은 식당에 들러 지는 해를 바라보며 서부영화에 나오는 카우보이처럼 커다란 스테이크를 썰 참이다.

오레곤 주의 산악지대를 넘어 두어 시간 가다보니 캘리포니아 주라는 표지판이 보이고 검역소가 보였다. 검역을 마치고 좀 더 가다가 휴게소에 들러 지도를 펼쳐본다.

'샌프란시스코에 가서 금문교를 보아야겠지?'

하지만 고개가 갸웃해진다. 금문교 정경을 감상하려면 샌프란시스코에서 밤을 보내야 하기 때문이다. 하지만 밤까지는 아직 시간이 많이 남아 있다.

'먼저 산호세를 둘러볼까?

그러나 미국의 서부 도시는 어디를 가도 별반 다를 것이 없다. 캘리포니아의 주도로 알려져 있는 세크라멘토나 산호세 모두 조용하고 깨끗하다는 것 외에는 남은 기억이 없다.

산호세를 거쳐 샌프란시스코에 도착했을 때는 저녁때가 되어 해가 지고 있었다. 사방이 어둑어둑해질 무렵 고속도로 한편에 있는 모텔로 들어가 하룻밤 쉬어가기로 했다.

스키장의 기억

저녁 무렵에는 고속도로 근처에 있는 작은 마을에 들러 그곳 풍경도 구경하고 중부지역에 사는 사람들 모습을 보고 싶었다.

세상은 각종 사건들로 떠들썩했지만 미국 중부의 시골 마을은 깨끗하고 평온했다.

시냇가 언덕 위로 장난감처럼 반듯한 집들이 모형처럼 놓여 있었고 작은 시내에는 맑은 물이 가득했다. 얼마나 깊은지 푸른빛마저 돌았는데 어릴 적 이발소 벽에 걸려 있었던 그림 속 풍경 같았다.

'이런 곳이 실제로 존재하고 있었구나!'

마치 꿈속을 걷는 것 같았는데 공기가 맑아서인지 흑인들의 피부마저 밝은 빛을 띠고 있었다.

작지만 강렬한 문화적 충격을 느끼며 식당으로 들어가 음식을 주문했다. 식당 안에는 열 명쯤 되는 마을 사람들이 저녁을 즐기고 있었는데 문을 열고 들어서자 모든 시선이 내게로 향했다.

시골마을이라 그런지 낯선 동양인의 방문이 신기했던 모양이다. 나는 아무렇지도 않게 메뉴판을 받아 메인 음식을 살펴보았다.

외국생활이 익숙한 탓에 타인의 시선이 부담스럽지는 않았다.

낯선 레스토랑에서 음식을 먹을 때면 인도네시아나 홍콩에서 먹던 음식이 생각난다. 배고픔보다는 호기심을 안고 주문한 음식들이었지만 그 나라 특유의 향과 맛 때문에 어려움을 겪어야 했다.

거기에 비하면 양식은 익숙한 편이다. 미국에는 다국적 문화를 가진 사람들이 많이 살다보니 세계 여러 나라의 음식을 접할 기회가 많았다.

하와이에 있는 쇼핑센터를 가면 중국, 일본 음식은 물론 이태리, 베트남, 태국 등 세계 여러 나라의 음식을 갖춘 곳이 있다.

이곳에서는 다양한 음식의 맛을 체험할 수 있는데 여러 나라의 음식을 먹어보았지만 모두 맛이 있었다.

이런저런 생각을 하며 주문한 음식을 먹고 마을에 모텔이 있는지 알아보았다. 먼 길일수록 돌아가라 했던가?

길이 멀다고 무리를 했다간 탈이 나기 마련이어서 서두르지 않고 쉬엄쉬엄 가기로 한 것인데 여행에서 가장 중요한 것은 건강과 안전이다.

이튿날, 다시 차를 몰고 목적지를 향해 달려간다. 잠자리가 불편했던 탓인지 충분히 잠을 잤는데도 어제의 피로가 가시지를 않는다. 날짜를 세어보니 여행을 떠나 온 지도 벌써 보름이 되어가고 있었다.

'이제 그만 시애틀로 돌아갈까?'

구관이 명관이라고 미국 처음 와서 살던 곳이라 그런지 시애틀만한 곳이 없다는 생각이 든다. 그렇지만 큰소리 치고 떠나온 곳을 다시 갈 수는 없다.

못난 자존심이 바짓가랑이를 잡고 놓아주지 않는 것인데 그렇게 망설이는 내게 힘을 준 것은 친구들이다.

"얼른 돌아오라"는 친구의 말에 힘을 얻어 시애틀로 돌아가기로 작정한 것인데 친구란 함께 술을 먹을 때만 필요한 것이 아니다. 이렇듯 마음을 잡기 힘들고 자존심을 구겨 처신이 어려울 때 친구의 말은 체면을 살려주는 좋은 구실이 된다.

샌프란시스코에 들러 금문교와 야경을 보았고 라스베가스에서 쇼 걸을 관람한 다음 그랜드캐넌에서 여행객들과 섞여 계곡 아래로 흘러가는 강물을 바라볼 때만 해도 좋았다.

'하고 싶은 것 다 해보았으니 이대로 죽어도 좋다.'는 생각이 들만큼 만족스러웠다. 하지만 일주일이 지나면서부터 생각이 달라지기 시작했다.

새로운 것을 보는 재미도 시들해지고 몸과 마음이 모두 늘어져서는 관광은커녕 아무 것도 눈에 들어오지 않았다.

자동차 여행이란 것이 본래 그렇다. 처음 며칠간은 피곤한 줄도 모르고 기대에 들떠 지구 끝까지라도 갈 것처럼 호기를 부린다. 낯선 도로를 달린다는 사실이 그렇게 좋을 수가 없는데 아쉽게도 그런 시간은 오래가지 않는다.

며칠이 지나면 목이며 어깨가 아프고 뻣뻣해져서 운전 자체에 신물이 나는 것이다.

몸도 피곤하고 마음이 지쳐서 편히 쉬고 싶은 생각만이 간절해졌다. 그런 까닭에 눈의 도시 덴버와 솔트레이크 시티를 아무런 감흥 없이 지나왔다.

오레곤주를 지나 샌프란시스코에서 라스베가스를 거쳐 콜로라도 덴버까지 가 보았지만 마음 편히 쉬면서 머물 곳을 찾기 어려웠는데 처음 이민을 왔던 사람들은 어떻게 이런 난관을 헤치고 정착을 했는지 모를 일이다.

어디를 가나 온통 눈이 파랗고 낯선 얼굴을 한 백인들뿐이다. 괜한 소외감이 느껴졌고 외로움이 안개처럼 밀려왔다. 갑자기 서러움이 복받치면서 정든 이들의 모습이 그리워지는 것인데 집 떠나면 개

고생이란 말은 괜히 생긴 말이 아니었다.

시애틀까지 가는 길은 멀었다. 아메리카의 땅덩어리는 얼마나 큰지 열흘을 넘게 달렸는데도 끝이 보이지를 않는다. 그러나 아무리 힘든 일에도 끝은 있게 마련이어서 고된 날들이 아무렇지도 않게 지나가고 어느덧 지도 위에서 시애틀이 가까워지기 시작했다.

오늘 밤은 시애틀에서 편히 잘 수 있겠다는 생각을 하자 마음이 한결 가벼워졌다.

오늘은 고속도로를 벗어나서 지방도로를 이용하기로 했다. 지도를 보니 그 편이 더 빠를 것으로 여겨졌기 때문인데 지방도로는 속도의 여유가 있어서 한 손으로 핸들을 잡고 다른 한 손으로 어깨를 주무르며 운전을 했다.

피곤한 몸을 추스르며 고속도로 옆으로 난 길을 따라 얼마쯤 달려가니 저만큼 앞에서 스키장이 모습을 드러낸다.

'시애틀에서 얼마 안 떨어진 곳에 스키장이 있다고 하더니 여기가 그곳인가 보구나!'

스키장이 있는 곳이지만 봄이 가까워서인지 눈이 보이지 않았다. 다행이란 생각을 하며 모퉁이를 도는데 갑자기 차가 미끄러지면서 타이어가 헛돌았고 "왱-" 하는 소리가 귀전을 때렸다. 그리고 차는 어느새 방향을 틀어 길옆을 향해 미친 듯이 돌진하고 있었다.

어느 순간 가늠조차 할 수 없는 깊은 낭떠러지가 눈앞에 펼쳐진다.

'아! 내 인생도 이렇게 끝이 나는구나!'

닥쳐올 불행을 짐작하며 나도 모르게 눈을 감았다. 그런데 갑자기 "콰과광-"하는 소리와 함께 차체가 심하게 요동을 쳤고 내 몸은 차의 동선을 따라 사정없이 흔들렸다.

얼마쯤 지났을까? 정신을 차리고 보니 도로 한 복판이었다.

'이게 어떻게 된 일일까?'

조심스럽게 고개를 들어 사방을 둘러보았다. 이때 뒤에서 따라오던 작은 트럭 한 대가 가까이 다가오더니 운전자가 소리를 지른다.

"유 오케이?"

몸을 살펴보니 별 다른 문제는 없는 것 같아 얼떨결에 괜찮다고 대답을 했다. 그는 씨익 웃어 보이더니 손을 한 번 흔들어 주고는 가던 길을 갔다.

정신을 가다듬고 좌석에서 일어나 바깥으로 나왔다. 그런데 다리가 후들거리고 몸이 떨려서 바로 설 수가 없다. 호되게 놀란 탓인데 다시 정신을 차리고 주변을 둘러보니 차가 미끄러진 도로 위에는 얼음이 덮여있고 차가 떨어질 뻔했던 곳에는 길옆으로 가드레일이 설치되어 있었다.

도로 옆에 설치해 놓은 가드레일에 차가 부딪치면서 여러 번 회전을 했던 모양인데 다행히 차는 조금 긁힌 흔적만 있을 뿐 아무 일도 없다는 듯 멀쩡했다.

튼튼한 대형승용차를 타고 안전벨트를 매고 있었기 때문에 부상을 피할 수 있었던 것 같았다.

오싹한 기억을 뒤로하고 다시 차를 몰고 길을 떠났다. 그리고 몇 시간 뒤 시애틀에 도착하여 정든 사람들과 얼굴을 마주할 수 있었다.

이른 저녁 식당에서 지인들과 만나 낮에 있었던 얘기를 하니 모두 놀란 표정이 되어 한 마디씩 한다.

"이제 오래 살겠네. 원래 큰 고비를 넘기면 명이 길어진다잖아."

이런 말을 하는 친구가 있는가 하면,

"괜히 여기저기 돌아다니니까 그런 일을 당하지. 집 나가면 고생이라고 이제 마음잡고 한 자리에서 살아." 하는 친구도 있다. 보는 관점은 달라도 모두가 나를 생각해서 하는 말이니 고까운 마음이 들지는 않는다.

젊은 시절 이런저런 일들과 함께 시작된 나의 미국생활은 7년 동안이나 계속되었다. 때론 즐겁고 보람된 일도 있었고 위험한 일 또한 적지 않았는데 20여 년의 나의 유랑생활은 이렇듯 갖은 우여곡절을 겪으며 많은 사연을 남겼다.

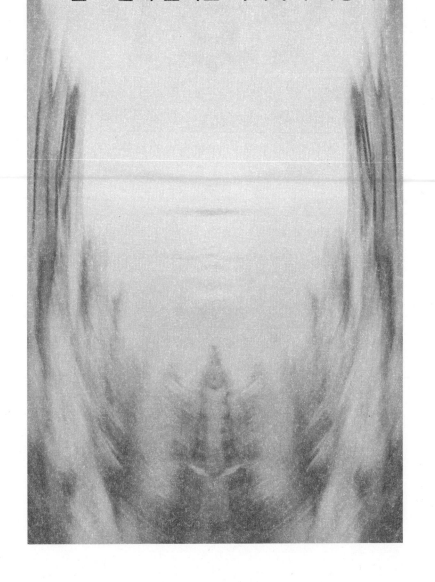

2장

소설로 쉽게 풀어쓴 이제마의 사상체질

응급환자

6시가 좀 지났을까! 일찌감치 저녁을 먹고 산책을 다녀 올 요량으로 찌개를 덥히고 있는데 휴대폰 벨소리가 요란스럽게 울린다.

"밥 먹을 시간에 누가 전화를 하누."

별 생각 없이 전화기를 집어드는데 누이의 다급한 목소리가 귓전을 울린다.

"막내가 쓰러졌어. 지금 의정부에 있는 큰 병원으로 가고 있는 중이니까 얼른 그리로 와."

생각지도 못한 상황에 갑자기 정신이 멍해지며 다리가 풀린다.

"막내가 왜?"

"뇌출혈이라는데 나도 잘 몰라. 애들 전화 받고 가는 길이니까. 어쨌든 병원으로 와. 거기서 얘기해."

여간해서는 서둘지 않는 사람인데 당황해서 어쩔 줄 모르는 걸 보니 이거 일이 보통 심각한 것 같지 않다.

막내는 동두천에 사는 현성의 여동생이다. 어렸을 때부터 몸이 약했고 저혈압이 있어서 늘 기운이 없어보였는데 뇌출혈이라니 하늘이 노랗고 전신에 힘이 쭉 빠진다.

중풍은 전신마비 내지는 반신불수를 동반하는 병이다. 뇌출혈의 경우는 예후가 안 좋아서 절반은 생명을 잃거나 마비의 후유증을 동반해서 멀쩡한 사람을 불구로 만드는 무서운 병이었다.

그동안 학회를 운영하면서 중풍환자를 치유도 하고 많이 지켜봐왔기 때문에 중풍이란 병에 대해선 누구보다 잘 알고 있었다. 그런 터라 더욱 걱정이 되는 것인데 이후의 결과를 생각하니 절로 한숨이 나온다.

"어떻게 해야 하지?"

너무 기가 막혀 저녁을 준비하다 말고 잠시 멍하니 서서 생각에 빠져 있었다.

'힘들 때일수록 정신을 차려야지. 우선 이 상황에 내가 해야 할 일은 무엇일까?'

이내 머리를 흔들며 정신을 가다듬는다. 우선 밥을 먹어야 했다. 속이 비어서는 아무 것도 할 수 없으니까.

다 졸아버린 찌개를 밥 위에 얹고 대충 비벼서 배를 채운 뒤에 택시를 타고 병원으로 향했다.

'혹시 그 사이 잘못 된 건 아닐까?'

병원으로 가는 내내 걱정이 되어 별스런 생각이 다 들고 몹쓸 상상에 고개를 가로저으며 불행한 상황을 모면하려 애를 쓴다.

"누가 아프신가 봐요?"

기사가 걱정스런 얼굴로 말을 걸어온다.

"네? 네…"

건성으로 고개를 끄떡이고는 한숨으로 대답을 대신한다. 다른 사람 물음에 대답할 정신이 없는 것이다.

택시에서 내려 병원 응급실 문을 열고 들어서서 좌우를 둘러보았다. 우측 한 귀퉁이에 놓여있는 침대가 눈에 들어왔다.

침대에는 나의 여동생이 숨을 헐떡이며 신음을 하고 있고, 그 옆에서 누이와 매제가 근심어린 표정으로 그녀를 바라보고 있었다.

그 모습을 보니 정신이 아뜩하고 가슴이 철렁 내려앉는다.

"어떻게 된 거야?"

가슴을 조이며 누이에게 다가가 묻는다.

"호준이 엄마 말로는 화장실 근처에서 갑자기 쾅하며 뒤로 넘어졌대. 그래서 119를 불러 시내에 있는 병원으로 갔는데 검사를 하더니 여기선 안 된다며 큰 병원으로 가 보라고 해서 이리로 온 거야."

"여기선 뭐라고 하고?"

"뇌출혈이라네요."

매제가 누이를 대신해 대답을 한다.

"다행히 호준이네가 옆에 있었으니까 망정이지. 하마터면 큰일 날 뻔 했어요."

호준이네는 여동생의 친구인데 매제와 누이의 말을 정리하면 이랬다.

호준이 엄마는 아이와 함께 텔레비전을 보고 있었고 여동생이 저녁을 준비하던 중 갑자기 뒤로 넘어지더니 의식을 잃고 쓰러졌다.

놀란 호준이 엄마는 급히 119에 신고를 하였고 동두천 시내에 있는 중소 병원으로 옮겨 그곳에서 응급처치를 받은 후 이곳 큰 병원으로 이송해 온 것이다.

동두천에서 이곳까지 오는 시간은 대략 30분, 다행히 골든타임 안에 병원에 옮겼으니 그나마 다행이지만 여동생은 약물 주사기만 꽂고 있을 뿐 다른 처치가 없다.

근심스러운 표정으로 동생을 바로보고 있는데 담당의가 다가와 설명을 한다.

"검사결과 뇌출혈이 틀림없고요. 현재 수술실에서 진행 중인 수술이 끝나고 나면 일곱 시 반쯤 바로 수술에 들어갈 겁니다.

벽에 걸린 시계를 보니 여섯 시 오십 분, 40분 후이지만 수술을 받을 수 있다니 다소 안심이 된다.

'정말 아무 일 없어야 할 텐데, 아휴-'

누이의 한숨에 억장이 무너진다. 어머니가 뇌출혈로 세상을 떠나셨는데 또 동생이 그 병이라니…

왠지 남의 일 같고 현실로 받아들이기가 어려워 애써 외면하며 밖을 바라본다. 그러다 다시 정신을 가다듬고 동생의 모습을 살펴본다.

초라한 침대에 눕혀진 채 가쁜 숨을 쉬며 병마와 사투를 벌이고 있는 동생이 안쓰러워 견딜 수가 없다. 이런저런 불안한 마음을 안고 수술시간이 빨리 오기만을 기다렸다. 그런데 한 시간이 지나고 다시 30분이 지나도록 수술실에서는 아무런 연락이 없다.

담당자에게 까닭을 물었다.

"조금만 기다리세요. 앞의 환자가 수술이 늦어져서 그렇답니다."

그러면서 곧 소식이 올 테니 기다리라고 한다. 그러나 의사의 말과 달리 시간은 흘러 아홉 시가 넘어가지만 들려오는 소식이 없었다.

"어떻게 된 겁니까? 너무 늦는 것 같은데…"

담당의를 붙들고 재촉을 하자 그도 당황스러운지 수술실에 전화를 건다. 그러더니 작은 목소리로 말을 얼버무린다.

"담당교수님들이 모두 퇴근을 하셔서 오늘은 수술을 할 수가 없다고 하는데, 그게…"

"네? 수술을 못한다고요? 그럼 어떻게 한다는 건가요."

"글쎄, 그게 저도… 잠깐 기다려보세요"

그도 잘 이해가 안 가는지 어디론가 다시 전화를 한다. 그러더니

"수술 스케줄이 다시 잡혔는데요. 우선 환자를 중환자실로 옮긴

뒤에 내일 오전 열한 시에 하게 되었다고 하네요."

그러면서 자신도 이해가 안 되는 듯 난처한 표정을 짓는다.

당장 수술을 해야 할 환자를 두고 다음날이라니…

그 말을 듣는 순간 매제의 얼굴이 창백해졌다.

'이제 어떻게 해야 하는 것일까?'

가까스로 정신을 차린 다음 다시 의사에게 항의를 한다.

"수술시간까지 잡혔던 응급환자를 밤새 이대로 두고 내일 아침까지 기다렸다 수술을 한다니 그게 말이 됩니까?"

화가 나자 현성은 자신도 모르게 언성이 높아졌다. 응급실 안에 있었던 환자와 가족들 모두 안쓰러운 듯 우리를 바라보며 고개를 끄덕인다. 그러자 의사가 당황스런 표정을 짓더니 다시 휴대폰으로 전화를 한 뒤에 현성에게 넘겨준다.

"저, 당직선생님이시거든요. 한 번 받아보세요."

"아, 환자분 가족 되십니까? 정말 죄송하게 됐습니다. 그런데 환자분의 경우는 당장 수술하는 것보다 내일 수술하는 것이 더 예후가 좋을 것 같아 미룬 겁니다. 그러니 걱정 말고 기다리세요."

시간을 다투는 응급환자에게 하룻밤이 지난 후에 수술하는 것이 더 좋다니 사람을 바보로 보는 것도 아니고 이것이 도대체 무슨 말이란 말인가?!

기가 막혀서 멍하니 수화기를 들고 있는데 다시 입심 좋은 의사의 다짐이 이어진다.

"알았죠? 그럼 안심하고 기다리세요."

응급환자를 전문으로 다루는 사람의 말이니 만큼 정말 그런가? 하는 착각마저 드는 것인데 워낙 위급한 상황에 몰리다보니 이성이 마비된 모양이다.

정신이 혼란스러워서 멍하니 앉아 있다가 다시 정신을 추스르고 이 상황을 헤쳐나갈 방도를 찾는다. 이때 불현듯 김박사의 얼굴이 떠올랐다. 그는 학회일로 10여 년 전부터 인연을 맺어온 사람으로 순천향병원에서 교수로 근무하는 사람이다. 얼른 전화를 걸어 현재의 상황을 알리고 조언을 구했다.

"접니다. 박사님. 동생이 갑자기 뇌출혈로 쓰러져서 병원에 왔는데 지금 교수들이 퇴근을 해서 수술을 못 한다네요. 혹시 서울병원에서 수술을 받을 수 있을까요?"

"네? 여동생이요. 하아, 큰일이네요. 음, 그럼 얼른 앰뷸런스 타고 한남동에 있는 병원으로 오세요. 바로 연락해 놓겠습니다."

막막하고 당황스런 때에 김박사의 목소리를 들으니 이보다 반가울 수가 없다. 나락까지 떨어졌다가 다시 소생한 것처럼 얼굴에 화색이 돈다.

"매제, 오늘 여기선 수술을 못 한다니 우리 서울에 있는 큰 병원으로 옮깁시다."

매제와 누이의 동의를 얻은 후, 담당의사에게 그와 같은 사실을 전했다. 그 말을 들은 담당의는 당황스러운 표정을 짓더니 퇴원수속은 하지 않고 다시 당직교수에게 전화를 건다.

"저, 전영희 환자 다른 병원으로 옮기신다고 하는데요. 네? 알겠습니다."

그러면서 당직교수가 내려오는 중이니 잠깐만 기다려 달라고 한다.

잠시 후 듬직한 체구의 당직교수가 내려와서는 인사말을 건넨다.

"제가 당직의사입니다. 그런데 왜 그러시는지?"

"여기서 오늘 수술을 못 한다니 어쩝니까? 다른 병원으로 가야지."

"아까 말씀드렸듯이 전영희 환자 같은 경우는 바로 수술하면 위험할 수도 있어요. 그래서 늦춘 거니까 불안해하지 말고 기다리면 좋은 결과 있을 겁니다."

그는 별 일 아니라는 듯 아무렇지도 않은 표정을 짓는다.

"저도 기본적으로 알만큼은 아는 사람입니다. 응급환자더러 내일까지 기다리라니요. 그게 말이 되는 소립니까?"

"그것이 말입니다. 환자마다 상황이 달라서, 이 환자의 경우 현재 출혈부위가 멈춰 있거든요. 그러니 조급하게 생각마시고 차분히 기다리시는 게 환자를 위해서 좋은 겁니다."

말을 마치고 담당교수는 아무 일도 없던 것처럼 다시 위층으로 올라갔다.

의사의 권위 때문일까? 격앙되었던 마음이 가라앉으며 다리의 맥이 풀린다. 그런데 뭔가 속임을 당한 것처럼 찜찜한 이 기분은 무엇 때문인지 모르겠다.

'정말, 내일 아침까지 기다려도 괜찮은 것일까?'

큰일을 당할수록 침착해지는 것이 현성의 장점이지만 친동생이 생사의 기로에 있다 보니 정신이 없어서 무엇이 옳고 그른지 이성적 판단이 서질 않는다.

다시 고민에 빠졌지만 아무리 생각해도 이건 아닌 것 같다. 고개를 저으며 누이와 매제를 불러 다시 의논을 한다.

"아무리 생각해도 이건 아니야. 막내를 이대로 두었다가는 큰일 날 것 같아. 중환자실 입원수속 안했지?"

"응. 아직…"

"우리 서울로 옮깁시다. 매제."

매제가 고개를 끄떡였다. 그리고 굳은 표정으로 데스크로 가서 가족의 결정을 전했다.

"동생을 서울에 있는 병원으로 옮기려고 합니다. 그러니 수속 좀 해주세요."

어려운 말을 한 것도 아닌데 여직원은 말을 못 알아들었는지 퇴원 수속을 하는 대신 위층에 전화를 한다. 그리더니 잠시 후 또 그가 내려와서는 조곤조곤 설명을 한다.

"지금 일시적으로 환자의 혈관이 지혈된 상태입니다. 그런데 다른 병원으로 이동을 하다가 흔들림이 생기면 환자가 잘못될 확률이 거의 백프로입니다. 다 환자를 생각해서 그런 거지 저희가 오죽하면 이렇게 말리겠습니까?"

가다가 죽다니? 그 말을 듣고 난 누이와 매제의 얼굴이 흙빛이 된다.

"그래도 갑시다. 여기 이렇게 있다가는 불구가 될 수밖에 없어."

그러나 누이와 매제는 고개를 절레절레 저으며 말이 없다. 가다가 죽을 수 있다는 말에 겁을 집어 먹은 것이다.

'이건 아닌데…'

이렇게 손을 놓고 다음 날 열한 시까지 기다려야 하다니 이것은 뭔가 잘못되어도 한참 잘못된 일이다. 혼란스러운 마음을 추스리고 다시 김박사에게 전화를 걸었다.

"당당교수 말이 가다가 죽을 확률이 높다는데 정말 그런가요?"

"아. 참! 그런 게 어디 있어요? 그냥 제 말만 믿고 오세요."

김박사가 답답하다는 듯 채근을 한다. 전화를 끊고 다시 누이와 매제에게 서울로 옮기자고 말을 꺼냈지만 둘은 요지부동으로 고개를 젓는다.

답답해서 속이 터질 지경이지만 보호자인 남편과 손위 누이가 고개를 가로젓고 있으니 더 이상 어쩔 도리가 없다. 그렇게 얼마쯤 지났을까? 소식을 전해들은 가족들이 하나둘 들어서는데 얼마 전 이 병원에서 대장암 수술을 받은 사돈이 매제를 다그친다.

"아니, 서울에 있는 큰 병원으로 가야지. 여기서 왜들 이러고 있어?"

따지듯 묻는 그의 말에 매제와 누이의 눈빛이 흔들린다. 매제가 변명을 하듯 조금 전에 있었던 일을 자신의 처남에게 설명을 한다. 그러자 그는 어이가 없다는 듯 큰 소리를 낸다.

"아이고, 이 사람아! 내가 여기서 대장암 수술을 받고 여기 입원해봐서 아는데 아파서 간호원을 불러도 한 번 와 보지를 않더라고."

그 말을 듣고서야 매제가 고개를 돌려 현성의 얼굴을 쳐다본다.

"그럼 어떻게 할까요?"

"어떡하긴 서울로 가야지. 어서 퇴원수속하고 김박사 있는 병원으로 갑시다."

매제가 데스크에 가서 퇴원수속을 한다. 그런데 이번에도 다시 담당교수가 내려오더니 생각지 못한 말로 길을 막는다.

"서울병원에 간다고 해도 준비가 안 되면 다시 환자를 싣고 되돌아 와야 하는 경우가 태반이에요. 참, 나! 그러니 잘 생각해서 결정하셔야 합니다."

환자를 한 번 이송을 하는 것도 모험인데 다시 되돌아올 수도 있다니 그의 말에 모두 긴장을 한다. 어쩔 수 없이 다시 김박사에게 전화를 해서 의견을 묻는다.

"당직자라면 레지던트 4년차일 텐데 걔가 뭘 알아요. 내가 당직자들에게 미리 전화해 놓았으니 걱정 말고 얼른 오세요. 알았죠?"

자꾸 시간이 흐르니 김박사도 마음이 조급해지는 모양이다. 모질게 마음을 다잡은 뒤 여직원에게 다가가 막무가내로 퇴원수속을 해 달라고 요청했다.

"여러 가지 절차를 거쳐야 하기 때문에 시간이 많이 걸려요. 그러니 좀 기다려 주세요."

여직원이 애절한 눈빛으로 통사정을 한다. 마음은 급하지만 절차가 그렇다니 다른 도리가 없는 것인데 수속문제로 그렇게 다시 금쪽 같은 시간을 허비해야 했다.

가까스로 병원을 탈출하듯 빠져나와 앰뷸런스에 동생을 싣고 서울에 있는 큰 병원으로 향했다. 입심 좋은 전문가에게 휘둘리다 보니 시간은 어느덧 열두 시를 향해 달려가고 있었는데 그나마 늦은 시간이라 차가 많이 밀리지 않는 것이 다행이었다.

일곱 시에 응급실로 들어갔던 환자가 열한 시에 나왔으니 쓸데없이 네 시간이나 허비한 셈인데 차 안에 누워 있는 동생은 아직도 의식이 없다.

'제발 아무 일 없어야 할 텐데….'

그렇게 맘을 졸이며 애를 태우는 동안에도 시간은 계속 흘러갔고 동생의 상태는 더욱 위태로워 보였다. 이런 사정을 아는 것인지 앰뷸런스는 싸이렌을 요란하게 울리며 도로를 질주했고 자정이 가까워올 즈음에야 한남동에 있는 대학병원에 도착했다.

응급실에 다다르자 직원들이 급하게 동생을 검사실로 옮겼다. 30분쯤 지나고 난 후 담당교수가 결과를 갖고 와서 가족에게 설명을 한다.

"출혈로 인해 뇌가 많이 부어있는 상태라 우선 부종을 가라앉히는 약물을 투여했습니다. 뇌의 부종이 가라앉으려면 몇 시간 걸리는데

요건이 주어지는 대로 바로 수술에 들어갈 예정입니다."

구체적인 설명을 듣고 나자 긴장이 풀리면서 안심이 된다. 규모가 큰 병원이라 그런지 분위기도 차분했고 사람들의 인상도 믿음이 간다.

담담하면서도 성의 있는 담당교수의 설명이 계속 이어졌다.

"환자는 바로 중환자실로 이동해서 관리에 들어갈 겁니다. 가족들은 여기 있어도 아무 소용이 없으니 보호자 한 사람만 남고 모두 집에 가서 기다리는 것이 좋습니다."

이제 내가 할 일은 다 했다는 생각이 들었다. 죽고 사는 일은 하늘과 의사의 손에 달린 일이고 내 입장에서는 지켜보는 일 이외에 더 이상 할 것이 없었다.

의논 끝에 보호자인 매제만 남기로 하고 나머지 사람들은 모두 집으로 돌아갔다가 다음 날 다시 오기로 했다. 하루 이틀에 끝날 일도 아니고 체력을 남겨두어야 다시 도울 일이 있을 것이었다.

집에 돌아와 잠자리에 들었지만 많은 생각들이 수세미처럼 얽혀 도통 잠을 이룰 수가 없다.

'이제 막내는 어찌 되는 것일까?'

어젯밤엔 한 숨도 못 잘 것 같았지만 깨어보니 아홉 시가 훌쩍 넘어 있었다. 신경을 많이 써서 몹시 피곤했던 모양이다. 급한 마음에 매제한테 전화를 걸었지만 통화가 되질 않아 옷을 챙겨 입고 서울 병원으로 향했다.

안내 데스크로 가서 환자 이름을 대고 상황을 물으니 새벽에 수술을 끝내고 지금은 중환자실로 옮겨져 있다고 한다. 그리고 다행히 수술은 잘 되었다고 했다.

"휴-"

안도의 한숨이 나왔다. 어제의 결정이 잘 못된 것이었다면 얼마나 끔찍한 일이 벌어졌을까?

동생이 무사하다는 것만으로도 안심이 된다. 중환자실이 있는 위층으로 올라가니 초췌한 모습의 조카 녀석이 인사를 한다.

"수술 잘 되었답니다."

"음. 그래 다행이다."

잠시 후 현성은 조카와 함께 담당교수를 만나 설명을 들었다.

"환자의 상황은 좋지 않았지만 수술은 잘 되었습니다."

그러면서 뇌를 촬영한 사진을 보여주는데 큰 혈관이 세 곳이나 막혀있었다. 사진을 보고나자 현성은 자신도 모르게 한숨이 나왔다.

뇌혈관에 관해 얼마만큼 알고 있기 때문인데 여동생의 상태가 얼마나 심각한지 알 수 있었다.

"다행히 최근에 개발된 수술법으로 머리를 열지 않고 눈썹부분만 절개한 뒤에 여기 세 곳을 집게와 같은 기구로 집어서 출혈을 막았습니다."

담당의가 사진 속 수술부위를 가리키며 말했다.

"그럼 별 일 없는 겁니까?"

수술부위를 최소화 했다는 말에 안도하며 조심스럽게 묻는다.

"수술은 잘 되었지만 워낙 상황이 안 좋아서 한쪽 눈이 안 보이거나 팔 혹은 다리를 못 쓰는 등의 후유증이 반드시 따를 겁니다. 그러니 마음의 준비는 하셔야 할 겁니다."

워낙 상태가 안 좋았고 손상부위가 커서 예후가 좋지 않을 것이라는 설명이다. 그 말에 옆에 있던 조카의 얼굴이 흙빛으로 바뀌었고 희망은 다시 절망이 되어 돌아온다.

'이 고비를 어떻게 극복해야 할까?'

여동생은 수술 다음날 의식이 돌아왔고 며칠 후에는 대화가 가능할 만큼 상태가 좋아졌다. 목숨을 건졌으니 다행한 일이지만 이후의 일을 생각하면 절로 한숨이 나온다.

후유증이 염려되어서인데 멀리 사는 친척들이 병문안을 와서 보고는 다들 걱정을 한다.

"우리 위집 사는 노인네도 뇌출혈로 입원했었는데 마비가 오고 결과가 안 좋던데…"

이렇듯 의견이 많은 이유는 주변의 중풍환자를 통해 본 것이 많기 때문인데 걱정이 되기는 현성도 마찬가지였다.

집으로 돌아온 현성은 다락에 올라가 아버지가 남긴 서책들을 뒤지기 시작했다.

'이것이던가?'

그는 다락 한쪽에 먼지를 뒤집어쓰고 있는 보따리 하나를 찾아냈다.

'음. 이것이 맞을 거야.'

아버지가 죽고 난 이후 눈길초자 주지 않았던 것들이었다. 그런데 새삼 이 책들이 생각난 것은 병원에 입원해 있는 여동생 때문이다.

담당의 말로는 후유증을 막을 수 없다고 하니 다른 방법을 찾아야 했다. 한의원을 하는 아버지 덕에 현성도 성장하는 동안 중풍환자들을 많이 보아왔고 팔다리가 마비될 경우 어떤 일이 벌어지는지 잘 알고 있었다.

이대로 앉아서 불구가 되는 것을 바라만 볼 수는 없는 일이었다.

양방이 아니면 한방이 답이 아니던가? 한방이 존재하는 이유는 양방이 할 수 없는 일을 할 수 있기 때문이다.

미국에서 유랑을 다니는 동안 많은 환자를 고친 경험이 있었기에 동생의 병을 고칠 수 있다는 생각이 들었다. 그러나 자신감만으로 모든 것을 해결할 수는 없기에 아버지가 남긴 자료를 찾아보기로 한 것이다.

　안방으로 돌아온 현성은 보따리를 풀어놓고 책을 펼쳐보기 시작했다.

　'이것은 약초에 관한 것이고 이것은 연구를 기록해 놓은 것 같고 그런데 이건 뭐지?'

　그때 『이제마 일대기』라고 써진 책 한 권이 눈에 들어왔다.

　'이런 책이 있었나?!'

　현경은 고개를 갸웃하며 첫 장을 펼쳐보았다.

　"이 책은 본인의 증조부가 이제마 선생의 일대기를 기록한 서책을 번역한 것이다. 본래는 한문으로 되어 있어 읽기가 어려운 탓에 모두가 편하게 읽고 이해할 수 있도록 소설 형식을 빌려 적어보았다."

　책 서두는 이렇게 시작하고 있었는데 필체를 보니 아버지가 쓴 것이 분명했다.

　현성은 책을 덮고 한숨을 쉰다.

　'소설을 쓰다니…'

　하긴 아버지다운 일이었다. 한의사였던 아버지는 환자를 치료하기보다는 연구를 좋아했고 글쓰기를 좋아했다. 그뿐만이 아니었다. 툭하면 집을 나가서는 한 달씩 있다 돌아오기 예사였는데 그러다보니 자연 환자의 발길도 뜸해졌고 생활은 늘 빠듯했다.

　본인은 그것이 모두 증조부의 피를 타고났기 때문이라고 했지만 현성의 눈에 비친 아버지는 가족을 등한시하는 불성실한 남편 그 이상도 이하도 아니었다.

현성이 나이가 사십이 되도록 결혼을 안 한 이유도 아버지 영향이 컸는데 엄한 남의 집 딸 데려다가 어머니처럼 고생시키는 짓은 하지 않기로 마음먹은 것이다.

현성과 아버지 사이가 멀어진 가장 큰 이유는 어머니의 병 때문이었다. 어머니는 화장실을 다녀오다가 문 앞에서 정신을 잃고 쓰러졌는데 그 시간에 집에 있는 사람이 아무도 없었다.

현성과 누이들은 학교에 있었고 어머니 혼자 있을 때 뇌출혈이 일어난 것인데 아버지는 그날 약초를 캐러 간다고 강원도에 간 후였다. 어머니는 그날 저녁 손도 써보지 못하고 세상을 떴다.

"너무 늦어서 수술을 해도 가망이 없습니다."

의사는 환자가 너무 늦게 오는 바람에 수술 시기를 놓쳤다고 했고 우리들 남매는 아버지를 원망했다. 아버지가 산에 가지만 않았어도 어머니가 그렇게 허망하게 가지는 않았을 것으로 생각한 것이다.

"너희 어머니가 그렇게 간 것은 안 됐지만 어쩌면 그게 잘 된 것인지도 모른다."

뇌출혈로 사망할 정도면 수술을 받아도 불구가 되었을 것이 분명하다는 것이다. 그러나 그것은 아버지의 변명이었고 어머니 얘기가 나올 때마다 우리는 아버지를 원망했다.

이전부터 아버지와 현성은 좋은 사이가 아니었다.

"너는 꼭 한의사가 되어 가업을 이어야 한다. 그래야 사상의학 연구에 참여한 증조부님의 업적을 널리 알릴 것 아니겠냐?"

어릴 때부터 귀에 못이 앉도록 들은 말이었다. 그러나 세 남매 모두 한의사와는 거리가 먼 길을 택했고 아버지는 술을 마셨다.

무엇보다 경쟁이 심한 것이 문제였다. 한의대를 가려면 전교에서 5등 안에는 들어야 했지만 그 기준에 들어간 자식이 없었던 것이다.

한의사를 한다고 돈을 많이 버는 것도 아닌데 왜 저렇게 머리 터지도록 덤벼드는지 이해가 가지 않았는데 현성의 눈에 비친 한의원은 언제 도태될지 모르는 사양직종이었다.

"옛날 사람이나 침을 맞지 누가 지금 시대에 상처를 내가며 침을 맞아요? 병원 주사도 아프다고 난리인데…"

아버지가 한의대 얘기를 할 때마다 현성은 이렇게 말하며 입을 삐죽거렸다. 그렇다고 정말 한의사가 싫은 것은 아니었다. 하고 싶다고 될 수 있는 것이 아니라는 것을 알고 있었기 때문에 공연히 어깃장을 부린 것뿐이다.

그러던 현성이 재미를 붙인 것은 전자공학이었다. 친구와 함께 청계천에 가서 전자 부품을 사서는 오디오 기기를 조립하곤 했는데 완성이 된 기기에서 음악이 흘러나올 때 느꼈던 성취감은 다른 어떤 것과도 비교할 수 없을 만큼 뿌듯했다.

현성은 성북역 근처에 있는 공과대학에 원서를 넣었다.

"한의대 아니면 절대 등록금을 내 줄 수 없다."는 아버지의 역정에 하는 수 없이 꿈을 접고 두 번 더 입시시험을 치렀다. 그러나 결과는 같았고 결국 현성이 군대에 가면서 아버지의 꿈도 함께 날아갔다.

제대를 한 후 현성은 공과대학 전자공학과에 입학했고 졸업을 했다. 못난 놈이라며 아버지는 실망을 했지만 세상에는 아무리 원해도 되지 않는 일이 있다.

그것을 인정하기 어려웠던 아버지는 한동안 술에 취해 살았는데 현성이의 마음이 편할 리 없었다. 그러던 중 어머니가 갑자기 세상을 떠났고 사회생활에 적응하지 못한 현성은 무전여행을 떠났다.

현성은 아버지를 싫어했지만 돌아보니 아버지와 가장 많이 닮은 사람은 바로 자신이었다. 조금 전 보았던 노트의 필체가 그 사실을 증명하고 있었다.

한때 자신은 어머니가 밖에서 낳아온 자식이 아닐까 하는 의심을 갖고 DNA 검사를 하려고 마음먹은 적도 있지만 이제 그럴 필요가 없어졌다.

노트에 적힌 글씨는 자신이 썼다고 해도 믿을 만큼 닮아있었다. 현성은 힘없이 미소를 지었다. 그토록 닮고 싶지 않았던 아버지였건만 책상 앞에 놓인 노트는 현성이 아버지의 자식이 분명하다는 것을 말해주고 있었다.

그날 저녁 현성은 쉽게 잠을 이룰 수가 없었다. 창밖으로 쏟아지는 빗줄기를 바라보며 상념에 잠겨 지난 옛 일을 회상했다. 동생 때문에 너무 긴장을 해서인지 피로가 한꺼번에 몰려왔지만 마음과는 달리 자리에 누워도 통 잠이 오지를 않는다.

"휭휭- 투두둑-"

바람이 세차게 다가와 창문을 두드린다.

잠이 달아난 것은 바람과 함께 몰아치는 빗줄기 탓도 있지만 동생과 아버지의 회상으로 마음이 복잡하기 때문이다.

"이럴 때 아버지가 있었으면 좋았을 것을…"

예나 지금이나 우리가 필요할 때 아버지는 곁에 없었다.

스탠드 불빛 사이로 처마를 타고 떨어지는 빗방울들이 졸음을 밀어내며 그리운 이들과의 추억을 생각나게 한다. 마음이 불안한 탓이다.

현성은 신경안정제 한 알을 먹은 뒤 자리에 누웠다. 이대로는 도저히 잠이 오지 않을 것 같았기 때문이다.

두 개의 진실

다음 날 잠에서 깬 현성은 눈을 뜨자마자 보따리를 뒤졌다. 문득 든 생각이지만 아버지의 소설이 사실일지도 모른다는 생각이 들었기 때문이다.

작은 상자가 있던 기억이 났다. 몇 겹으로 싼 포장지를 뜯어내고 상자를 열었다. 그 안에는 오랜 고서가 한 권 들어있었는데 책 표지를 본 현성은 자신의 눈을 의심했다.

"이제마의 일대기"

고조부의 서책이 있다는 말은 들어본 적이 없다. 이것이 사실이라면 아버지는 왜 지금까지 이런 사실을 내게 알리지 않았던 것일까?

현성은 조심스럽게 첫 장을 넘겼다.

한글과 한자를 섞어 썼지만 글씨 대부분이 한자로 되어있어 자세한 내용은 알기 어려웠다. 현성은 아버지에게 배운 한자 실력을 동원해서 한 자 한 자 뜻을 맞추며 읽어 내려갔다.

"나 전영생은 한 집 안의 어른으로 못다 한 일을 자손에게 부탁하고자 이 글을 남긴다."

현성은 얼른 책상에 놓여있는 아버지의 노트를 펼쳐서 내용을 비교해 본다. 대강의 내용만 살펴봐도 아버지가 남긴 글은 고조부의 서책을 번역한 것이 분명했다.

'정말 이 책이 고조부가 남긴 책이 맞는 것일까?'

그때 종이 한 장이 노트에서 떨어졌다. 주어서 읽어보니 그것은 아버지가 현성에게 남긴 편지였다.

"내 아들 현성이에게.

현성아 네가 이 글을 읽을 때쯤이면 아마 난 이 세상에 없을 것 같구나.

네가 이국땅 먼 나라에 있으니 쉽게 찾아갈 수도 없고 이러다간 못내 이 책을 전하지 못할지도 모른다는 생각이 들어 이 편지를 남기려 한다.

너의 고조부는 이제마 선생이 사상의학을 완성하고 이론을 정할 때 함께 연구하며 조력한 분이었다. 그 당시 사상체질을 두고 두 가지 이론을 완성해 놓고 있었는데 그 하나가 동의수세보원에 기록된 주역 이론이고 또 하나가 "이제마 일대기"에 적혀있는 침구학 이론이다.

이제마 선생이 사상체질을 설명하면서 이론을 완성할 때 침구학이 아닌 주역을 앞에 내세웠던 이유는 침구학에 맞춘 이론이 난해할 뿐 아니라 증명이 어려웠기 때문이다.

하나의 주제에 두 개의 이론이 부딪칠 경우 모두 망가질 것을 우려했던 두 분은, 이미 완성해 놓은 사상이론을 앞에 내세우고 침구 이론은 자손들에게 과제로 남겨 우리 후손이 완성해주기를 바랐다.

이 책이 세상에 알려지지 않은 이유도 그 때문이지만 사실 나는 할아버지가 남긴 이론을 세상에 알려 발전시키려 했다. 그러나 모두들 내 말을 들으려 하지 않고 이 책의 존재조차 믿지를 않더구나.

"이제마 일대기"라는 증거를 갖고 있었지만, 학력위조에 휩싸인한 연예인의 기사를 보면서 그마저도 소용이 없다는 것을 깨달았다. 의심을 품는 사람들은 진실을 보기보다 자신이 믿고 싶은 것만 믿고 싶어 한다는 걸 알게 된 것이지.

이 책의 내용이 사실이라고 해도 달라질 것은 없었다. 공연히 서책만 훼손될 뿐이니 우리에게 주어진 과제는 우리 스스로가 풀어야 한다는 것을 절감했단다.

내가 가족을 돌보지 않고 밖으로 돌아다니며 애를 쓴 것도 그 때문이지만 부끄럽게도 너희 할아버지에게서 물려받은 자료에서 한 발도 나아간 것이 없구나. 그래도 아비로서 할 일은 해야 되겠기에 어려운 글을 풀어 네가 읽기 쉽게 소설로 엮기로 결심했다.

사상체질과 침구학에 관련된 내용들은 설명이 난해해서 나의 선친께서도 내용을 해석하고 정리하는 데 몇 해가 걸렸다고 하시는구나.

특히나 사상인론을 설명하는 부분에 이르러서는 내용 자체가 딱딱해서 흥미를 갖기 어려울 것 같아 내가 다시 엮은 것이니 부디 너에게 도움이 되었으면 좋겠구나."

그럼 이만 줄인다.

2015년 5월 아비가

편지를 읽고 난 현성은 가슴이 뭉클해지는 것을 느꼈다. 처음 노트를 들춰보았을 때는,

'노인네가 할 일이 없으니까 또 돈도 안 되는 글로 시간 낭비를 한 것이구나!.'

하고 생각했는데 이런 깊은 뜻이 담겨 있다는 것을 알고 나서는 미안함과 더불어 감동이 밀려와 자기도 모르게 눈시울이 붉어졌다.

아버지의 편지는 유서나 다름없었다.

'이럴 줄 알았으면 돌아가시기 전에 한 번 더 찾아뵐 것을…'

뒤늦은 후회에 가슴을 쳤지만 세월은 빠르고 모진 것이어서 불효한 자식에게 두 번의 기회를 허락하지 않았다.

부모에게 받기만 했을 뿐 자식 된 도리로 무엇 하나 해드린 것이 없다는 것을 생각하니 가슴이 먹먹해져 왔다.

현성은 눈물을 훔치고 나서 아버지가 남긴 노트의 첫 장을 넘겼다.

탄생 비화

동네 어귀에서 주막을 하며 생계를 이어가던 주모가 있었다. 늙은 주모에게는 팔등신의 딸이 하나 있었는데 생긴 것도 멀쩡하고 성격이 명랑해서 손님들과 잘 지냈다.

한 가지 흠이라면 키가 크고 마른 편이라 젊은 남자에게 인기가 없다는 점이다. 먹을 것이 부족하고 어렵던 시절이라 키 작고 통통하며 엉덩이가 펑퍼짐한 처자들이 미인으로 대접받던 시절이었다.

"이거 원, 저 처자와 얘기를 하려면 고개를 들어야 하니 영 기분이 좋지를 않단 말이지."

가끔 이런 말을 하는 사람도 있었는데 여자가 귀여움을 받으려면 남자보다 체격이 작아야 했던 것이다.

금실의 어미는 이래저래 한숨이 나왔다. 재산이라도 많으면 혼처가 나설 터인데 주막을 하고 있으니 중매도 들어오지 않고 딱히 데려가겠다고 나서는 집안이 없는 것이다.

"후유—. 내가 죽고 나면 저것은 어떻게 먹고 사누?"

험한 세상에 여자 혼자 산다는 것이 얼마나 힘든 일인지 잘 알고 있는 주모는 자신이 죽고 난 이후의 일이 걱정되어 잠을 이루지 못할 지경이다.

이런저런 근심에 저녁 장사를 준비하는 주모의 얼굴에 그늘이진다. 주모는 부엌 한 귀퉁이에서 눌은밥을 먹고 있는 딸년을 바라보며 공연히 화를 낸다.

"으이구. 저렇게 먹어대도 살이 오르지 않으니 저것을 누가 데려가겠어?"

오늘따라 손님도 없고 마음은 심란한데 하루해는 어찌 또 이리 빨리 저무는지 노파의 얼굴에 짙은 그림자가 드리우고 있었다.

"오늘 장사는 어째 이 모양이누. 이래서야 어디 밥 먹고 살겠나!"

이런저런 푸념에 하루가 저물 무렵 인품 좋기로 소문난 이진사가 친구들과 함께 주막에 들어섰다.

"주모. 여기 수육 좀 푸짐하게 썰어서 거하게 한 상 내오게나."

평소에는 샌님 같은 양반인데 오늘은 무슨 좋은 일이라도 있는 듯 호기를 부린다.

"네에. 금방 대령할 테니 잠깐만 기다리세요."

주모는 술과 함께 수육을 먹음직스럽게 썰어서는 큰 접시에 담아나왔다. 이진사 일행은 왁자지껄 큰 소리로 떠들며 술을 마셨다.

얼마쯤 지났을까. 모두들 취했는지 얼굴이 붉게 달아올라서는 하나둘 자리에서 일어났고 술이 약한 이진사만이 방에 남아 큰소리를 치고 있었다.

"주모 여기 술 떨어졌잖아. 안주도 좀 더 내오고…"

그리고는 신을 신는 일행들을 못마땅하게 바라본다.

"오늘따라 술이 아주 단 맛이네. 그런데 왜들 벌써 일어나나. 이 사람들아. 내 술 한 잔 더 받아야지. 자네도 이리 오게나. 어서!"

"어허! 저 사람 오늘 많이 취했네 그려. 많이 마셨으니 이제 그만 일어나야지?"

친구들의 만류에도 불구하고 이진사는 막무가내로 고집을 피운다.

그런 그를 보며 친구들은 어쩔 수 없다고 생각했는지 친구들은 자리를 뜨며 주모에게 당부한다.

"하인도 없고, 양반체면에 업고 갈 수도 없는 노릇이니 저 사람 집에 연락 좀 해주게나. 좋은 처자가 있으면 하룻밤 자고 가도 좋고. 하하하!

그렇게 농을 던지고 나서 친구들은 각자 흩어져서 집으로 돌아갔고 이진사만이 아쉬운 듯 술잔을 들이키고 있었다.

"허! 사람들하고는, 갈 테면 가라지. 나 혼자 못 마실 줄 알고."

그 모습을 보며 주모는 난감한 심정이 되었는데 그런 사정은 아랑곳하지 않고 딸년 금실이는 술상에 안주를 얹어 방안으로 갖고 들어간다.

"얘. 그렇게 취한 사람에게 술을 더 주면 어떡해? 뒷감당을 어떻게 하려고…"

"걱정 마세요. 제가 다 알아서 할게요."

금실을 아무렇지도 않다는 듯 어미에게 상관 말라며 손짓을 하는데 오히려 웃음이 한 가득이다.

"에그. 에그. 저눔 지집애가 지금 뭐하자는 게야? 에이구 모르겠다. 이 그릇들이나 치우고 보자."

주모의 바람과 달리 사실 금실이는 시집갈 마음이 없었다.

'없는 형편에 시집을 가봐야 고생하며 살 것이 뻔하잖아? 괜히 시집가서 시부모 치다꺼리나 하며 사느니 장사를 하는 게 마음 편하지.'

바람직한 생각은 아니지만 그래도 나름대로 가치관을 갖고 당당하게 살고 있는 그녀였다. 그런데 최근에 와서 그녀의 마음이 조금씩 변하고 있었다.

잊을만하면 한 번씩 들러서는 국밥에 술 한 잔을 하고 가는 이진사를 보면서 자신도 모르게 마음이 설레고 있는 것이다.

'내가 왜 이러지? 하긴 집안 좋고 인물 좋고 사람까지 좋으니 저런 집안이라면 첩실인들 어떻겠나.'

그러면서 한숨을 쉬는 것인데 무엇 하나 아쉬울 것 없는 이진사가 자신을 좋아할 리 만무했기 때문이다. 그런데 그녀에게도 기회가 찾아왔다.

생전 흐트러짐이 없던 이진사가 과음을 하고는 이렇게 자신 곁에 누워 흥얼거리고 있는 것이다.

"금실이? 그래 어서 와. 나랑 같이 술 한잔 하세."

"네. 알았어요. 이 술 한 잔 받으세요. 어머니가 작년 가을에 담근 산수유 술인데 남자에게 아주 좋은 거래요."

금실은 생전 안 하던 눈웃음까지 치며 그에게 술을 퍼먹이고 있었는데 주모는 그런 딸년의 마음을 조금은 이해하고 있었다.

'저도 여자인데 이진사 같은 사내에게 마음을 뺏기는 것도 당연한 일이지. 그나저나 쟤가 달거리 할 때가 되었는데 어쩌려고 저러누?'

그러면서 싱긋이 웃음을 짓는데 그리 나쁘지 않은 일일 것 같았기 때문이다.

'이진사가 아직 자식이 없다고 했지? 이럴 때 아들이라도 떡하니 낳아서 그 집에 안겨 준다면?'

생각만 해도 웃음이 나올 만큼 입이 벌어지는 일이다. 주모는 행여 누가 볼 새라 얼른 주막의 불을 끄고는 싸리나무 문을 걸어 잠갔다. 그리고 문틈으로 이진사의 품에 안겨있는 딸을 보고 돌아서며 혼자 중얼거린다.

"잘만하면 호박이 넝쿨째 굴러오게 생겼어."

다음 날 새벽, 소변이 마려워 잠에서 깬 이진사는 요강을 찾다가 옆에 누워서 자고 있는 여인의 얼굴을 보고는 기겁을 한다.

"허, 이것이 대체 어찌된 일이란 말인가?"

당최 무슨 영문인지 알 수가 없었지만 뭔가 심상치 않은 일이 벌어진 것이 틀림없었다. 상황이 어찌 되었든지 우선은 이 자리를 벗어나는 것이 상책이란 생각이 들었다.

여인이 깨지 않도록 조심조심 옷을 챙겨 입고는 문밖으로 나와 냅다 출행랑을 치려는데 뒤에서 노파의 성긴 목소리가 들려왔다.

"아침이나 들고 가시지 않고."

"아니, 그게 아니라… 음 그러니까 내가… "

당황한 이진사가 말을 더듬는데 기다렸다는 듯 노파가 지난밤 일에 대해 설명을 한다.

"쇤네도 잘은 모르지만 평소 이진사를 사모하던 딸아이가 그만 일을 저지른 것 같네요."

"허어, 이것 참! 아무튼 오늘은 내가 긴히 할 일이 있어 그만 가야겠소. 그럼 내가 조만간 다시 연락하리다. 험, 험."

말을 마친 이진사는 헛기침을 하며 좇기 듯 집을 향해 바쁜 걸음을 옮겼다. 그리고 다시는 주막에 가지 않았는데 취중이었다고는 하나 혼인도 안 한 처자를 품에 안았다는 사실이 마음에 걸렸고 부인의 투기가 겁이 났기 때문이다.

그러잖아도 요즘 부쩍 아이가 없어 불안해하며 조금만 집에 늦게 들어가도 닦달을 하는 그녀였다. 이런 이유로 주막 근처에 볼일이 있을 때도 부러 그곳을 피해 먼 길로 돌아가곤 했는데 아무튼 망할 놈의 술이 웬수였다.

평소에는 잘 마시지도 않는 술인데 그날은 뭐가 씌었는지 도무지 알 수가 없는 노릇이다.

이런저런 생각에 걱정이 많았지만 사람의 감정이란 단순해서 그렇게 열흘이 지나고 한 달, 두 달이 지나면서 그 날의 일은 점차 뇌리에서 잊혀져 갔다.

그런 이진사와는 달리 동구 밖 주막에서는 금실이 그녀의 어머니와 말씨름을 하고 있었다.

"어머니. 그 사람은 정말 한 번도 안 온 거예요? 어쩜 그럴 수가 있어? 이렇게 애를 배게 하고는…"

금실은 자신의 부른 배를 보면서 야속한 임을 원망한다.

"차라리 잘 된 일이야. 네가 애 가진 걸 그 집 마나님이 알아봐라. 너 같으면 가만있겠느냐?"

"가만 안 있으면 어쩔 건데? 애는 아무도 갖나?"

금실을 입을 삐죽이며 자랑스러운 듯 자신의 배를 어루만진다.

"어쿠, 어쿠! 어머니 이것 봐요. 애가 발로 나를 막 차네."

"그래? 걔도 빨리 밖으로 나오고 싶은가 보다. 아무튼 이제 고생도 다 끝났다. 다음 달이 산달이니 몸조심하고. 알았지"

"응. 알았어."

금실은 연신 싱글벙글하며 임가에 웃음이 떠나질 않는다. 머지않아 자신이 그리워하는 이진사를 볼 수 있다는 희망 때문이다.

하늘에서 온 용마

겨울이 가고 봄이 오고 있었다. 이진사의 아버지 충원공은 여느 날과 다름없이 뜰 앞을 거닐며 산책을 하고 있었다.

"기나긴 겨울도 다 가고 봄이 왔으니 이제 저 앞산에도 진달래가 피겠군. 참 추운 겨울이었어."

그는 따스한 봄빛을 받으며 새로 난 풀잎을 보며 흐뭇한 표정을 짓고 있었다. 그런데 갑자기 하늘에서 밝은 빛이 쏟아지더니 커다란 말 울음소리가 들려왔다.

충원공이 돌아보니 날개 달린 용마가 뜰에 내려와서는 그의 앞으로 뚜벅뚜벅 다가오는 것이 아닌가? 그 모습이 얼마나 위풍당당한지 자신도 모르게 탄성이 나왔다.

"허어. 용마가 있다는 말은 들었어도 눈으로 보기는 처음일세."

갑작스런 용마의 등장에 그가 입을 다물지 못하고 있는데 이어서 웬 장수가 나타나서는 용마에게 채근을 한다.

"어디로 갔나 했더니 여기로 왔군. 이제 그만 올라가야지?"

그러나 용마는 크게 울며 거부하는 몸짓을 하더니 충원공 앞으로 다가와 얼굴을 들이민다.

"네가 이 집이 마음에 드는 모양이구나. 그럼 하는 수 없지."

그러더니 충원공을 보며 말하기를,

"나는 인간의 생명을 관장하는 제천대신이요. 이 용마는 내가 아끼는 말인데 이렇게 떼를 쓰니 어쩌겠소. 공이 맡아서 잘 돌봐주도록 하시오."

하더니 뚜벅뚜벅 대문 밖으로 걸어나간다. 당황한 충원공이 뒤를 쫓으며 그를 불렀지만 금방 사라지고 말았는데 잠에서 깨어보니 그만 꿈이었다.

"거 참 신기한 일이로군! 음,"

날이 밝아오는 새벽이었지만 아직 이른 시간이라 다시 자리에 누운 충원공의 뇌리에 많은 생각들이 스쳐 간다. 꿈이라고는 하나 생시처럼 또렷한 것이 예삿일처럼 여겨지지 않는 것이다.

용마는 키가 크고 우람했으며 갈기가 선명한 것이 태몽임이 틀림없었다.

"제천대신이 찾아와 용마를 두고 갔으니 우리 집 안에 인재가 태어날 것이 틀림없어. 셋째 며느리에게 아이가 생기려나?"

그의 입 사이로 흐뭇한 미소가 번졌다.

그 날 오후 밥을 먹은 뒤 상을 물리고 있는데 갑자기 밖이 소란스럽더니 개똥아범이 큰 소리로 그를 찾는다.

"주인마님. 웬 여인네들이 주인마님을 뵙겠다고 합니다."

무슨 일인가 싶어 문을 열고 나와 보니 젊은 여인 하나가 나이 든 노파와 함께 포대기에 싼 아이를 안고 서 있다.

"그래 무슨 일인가? 저 아기는 또 뭐고?"

그러자 노파가 돌연 앞으로 나서더니 차분한 목소리로 사정을 설명한다.

"이 아기는 영감마님의 손자입니다요."

"손자? 손자라니, 이 무슨…"

충원공이 황당해서 입을 다물지 못하는데 노파가 아무렇지도 않게 말을 이어간다.

"이 아이는 제 딸 금실인데 글쎄 이진사가 얘를 이렇게 만들어놓고는 아무 소식도 없지 뭡니까? 그래서 이렇게 찾아왔습니다요."

"그게 대체 무슨 소리인가? 어허, 이런…"

당황한 충원공이 어쩔 줄 모르는데 사정이 궁금했는지 하인들이 하나둘 몰려든다.

"어허, 모두들 돌아가서 일들 하지 못할까? 그리고 개똥아범은 어서 가서 이진사를 불러오너라."

충원공은 흥분을 가라앉히고 아이와 어미 되는 여자를 바라보며 잠시 생각에 잠긴다. 뜬금없는 상황이긴 하지만 불쾌하게만 여겨지지 않는 것이 새벽녘에 꾸었던 꿈 때문이다.

꿈속의 말과 아기의 영상이 겹쳐지면서 묘한 생각이 든 것인데 아기의 얼굴을 자세히 살펴보니 어린 녀석의 기상이 꿈에서 본 용마처럼 늠름하기 그지없다. 이때 이진사가 개똥아범의 안내를 받으며 나타났다.

"아버님, 찾으셨습니까? 그런데 이 사람은….."

그러면서 여인을 쳐다보는데 얼굴을 본 순간 흠칫 놀라며 뒷걸음질을 친다. 그런 그를 보며 아비인 충원공이 점잖게 꾸짖는다.

"지금 이것이 어떻게 된 상황인지 설명해 보거라."

충원공은 부러 근엄한 표정을 지으며 아들에게 묻는다. 이진사는 난감했다. 하인의 말을 듣고 짐작은 했지만 설마하며 자신의 생각이 잘못되었기를 바랐는데 그만 우려했던 일이 벌어지고 만 것이다.

당황해서 아무 말도 못 하고 어쩔 줄을 모르는데 그런 그를 보며 충원공이 다시 말을 이어간다.

"음, 너의 자식이 맞는단 말이지? 알았다. 그러면 날씨가 차니 아이와 어미는 안으로 들게 하고 아비는 나를 따라 들어오너라."

하인을 따라 안으로 들어가는 여인을 보며 이진사는 난감함을 감추지 못했다. 일이 이 지경이 되었으니 안사람이며 어른들 볼 면목이 없는 것이다.

이진사는 죄인의 심정으로 그간에 있었던 일을 털어놓았다.

"아버님. 집안에 누를 끼쳐 죄송합니다."

말을 마치자 민망하다는 듯 머리를 숙인다.

이미 노파를 통해 사건의 내막을 들어 알고 있거니와 아들의 태도를 보아 진상 또한 짐작이 가는 터였다.

"내가 너의 성품을 잘 알고 있으니 필시 너의 잘못만은 아닐 것이다. 일이야 어찌 되었든 아들을 얻었으니 기쁜 일이다."

꾸중을 내릴 줄 알았던 아비가 오히려 기쁜 표정을 보이니 이진사는 내심 안도하며 마음을 놓을 수 있었다.

말을 마친 충원공은 눈을 감고 잠시 생각에 잠기더니 아들에게 새벽녘에 꾸었던 꿈에 관해 이야기하며 다음과 같은 지시를 내린다.

"이 아이는 하늘이 점지해 준 아이가 틀림없다. 큰 인물이 될 것이니 적자로 입적시켜 잘 키우도록 하거라. 그리고 이 아이는 제천대신의 이름을 따서 제마라고 부를 것이다."

이제마의 아버지 이반오는 처음에는 영문을 몰라 어리둥절하였으나 아버지로부터 꿈 이야기를 전해 듣고 나서는 여인과 함께 아이를 흔쾌히 받아들였다.

이제마의 어머니

금실은 바라던 대로 큰 집 안의 며느리가 되어 꿈에 그리던 이진사와 신접살림에 들어갔다. 원했던 대로 아들도 낳고 대갓집에 며느리가 되었으니 그녀가 바라는 모든 것이 이루어진 셈이다.

비록 첩실이긴 했지만 그조차도 그녀에게는 아무런 상관이 없었다. 아들을 처음 안은 이반오는 만면에 웃음이 가득했고 조부의 사랑까지 얹혔으니 그녀 앞에는 꽃길만 놓여 있을 것으로 생각했던 것이다. 그러나 그것은 잠시뿐이었고 험난한 앞날이 그녀를 기다리고 있었다.

부인의 질투가 심할 것은 예상했던 것이니 큰일이 아니었다. 오히려 금실을 힘들게 한 것은 양반 집안의 예절과 몸가짐이었다.

예절교육을 맡은 나이 든 하녀는 밤낮으로 그녀를 따라다니며 잔소리를 했고, 하인들도 은연중 그를 무시하며 따돌림을 시켰는데 증거는 없지만, 부인이 이런 지시를 내린 게 분명했다.

무엇보다 힘이 든 것은 말투와 행동거지였는데 말끝마다 "이러셨습니까. 저러셨습니까"하며 높임말을 써야 했고 하녀 앞에서도 함부로 행동하면 흉이 되었다.

주막집에서 태어나 장사치들과 어울리며 거침없이 살던 금실에게 양반집 예절은 감당하기 어려운 굴레가 되었고 짐이 되어 그녀의 의지를 짓누르고 말았다.

"어머니. 더는 못 견디겠어. 이렇게 살다간 아마 내가 미쳐버릴 것 같아."

제마가 세 살 되던 해 모처럼 친정에 들린 금실은 돌아가지 않겠다고 떼를 썼다. 주모는 확연히 마른 딸을 보며 그간의 사정을 짐작했지만, 그렇다고 부탁을 받아들일 수 없어 매우 난감했다.

"이것아. 좋은 것이 있으면 참아야 하는 것도 있는 법이야. 세상에 거저 얻어지는 것이 있는 줄 아니?"

그러나 금실은 눈물을 펑펑 쏟으며 막무가내로 떼를 썼고 그녀의 어미는 받아들일 수밖에 없었다. 한편 이진사는 몇 날이 지나도 오지 않는 부인을 기다리며 애를 태우고 있었다.

"무슨 일이라도 생긴 것은 아닐까?"

이제 갓 세 살을 넘긴 아이는 어미를 찾으며 보채고 있고 아버님 또한 무슨 일인지 까닭을 묻고 있으니, 더는 어쩔 수가 없어 처가를 향해 발걸음을 옮겼다.

"얘가 양반집 생활을 못 견디겠다며 이러고 있으니 난들 어쩌겠나. 이서방이 어르신에게 말씀드려서 방안을 찾아보면 어떻겠나?"

장모는 애원을 하며 딸을 위해 사위를 설득했다.

처가를 나와 집으로 향하는 이진사의 발걸음이 무거웠다.

'허어. 아버님에게 뭐라고 말씀드린단 말인가?'

그는 난감한 심정이 되었지만 감춘다고 해결될 일도 아니어서 집으로 돌아와서는 아버지 충원공에게 숨김없이 사실을 알렸다.

"이 사람이 우리 집 살림에 적응하기가 힘이 드는 모양입니다."

그 말을 들은 충원공은 잠시 눈을 감고 생각에 잠겼다.

"으흠. 나도 짐작은 하고 있었다. 제마의 생모라 이해를 하려 애는 쓰고 있었지만 나 역시 걱정이 많았던 것이 사실이야. 제마의 앞날을 생각하면 오히려 잘 된 일인지도 모르겠구나."

"그러면 이제 어떻게 할까요. 아버님?"

"동구 밖 멀리 집을 한 채 얻어주고 전답 여남은 마지기 내어주어 그곳에 살게 하자구나."

아버지와 조부의 죽음

제마의 생모가 돌아오지 않자 이를 두고 세간에는 많은 소문이 떠돌았다.

"아이의 엄마가 너무 박색이라 소박을 맞았다지 아마?"

"그게 아니라 정신이 온전치 않아서 친정으로 돌려보냈다고 하던데?"

원래 소문이란 것이 한 다리 건너갈 때마다 부풀려지는 것이라 믿을 바가 못 된다.

"콩 심은 콩 나고 팥 심은 데 팥 난다"고 부실한 어미에서 제마처럼 똑똑한 인물이 나올 리 만무했지만, 사람들은 진실을 알려 하지 않았고 자신들이 믿고 싶은 대로 말을 꾸며냈다.

이진사는 생전에 여러 명의 부인을 두었지만, 색을 탐해서가 아니라 기구한 운명 때문이었다.

첫째 부인 김씨는 서른도 되지 않아 병에 걸려 요절했고 둘째 부인 역시 제마의 이복동생 섭중과 섭노를 낳고 사망했다. 제마의 할머니는 그 소식을 듣고 몹시 아쉬워했다.

"가만히 참고 있었으면 네가 대갓집 안주인이 될 수도 있었을 것 아니냐?"

"어머니. 그 큰집에서 중인 출신 며느리를 안주인으로 앉히겠어요? 말도 안 되는 말 하지 마세요."

그녀는 교육을 받지 못해 글을 몰랐지만 현명한 여인이어서 그런 말을 듣고도 흔들리지 않았다. 다만 아들 제마의 신변이 걱정될 뿐이다.

"집 안에 여자가 있어야 아이들을 챙길 텐데…"

그러나 그것은 공연한 걱정이었다. 이진사는 부인의 상을 치른지 일 년도 안 되어 젊은 여자와 재혼했다. 아이를 돌볼 어미가 필요했단 말은 핑계였고 넷째 부인의 미색이 출중했기 때문이다.

이진사는 제마의 어미가 따로 나와 살던 중에도 한 번씩 와서 자고 가곤 했는데 그때마다 제마 걱정은 말라며 그녀를 안심시켰다.

"아버님 분부로 제마를 적장자로 입적시켰으니 아무 걱정하지 말아요."

처음에는 설마 하며 그의 말을 믿지 않았다. 그저 자신을 위로하느라 그런 것이겠지 했는데 동네에 떠도는 소문을 통해 사실을 확인한 주모와 금실은 흥분해서 잠을 이루지 못했다.

적장자가 될 경우 집 안의 막대한 재산 대부분을 상속받게 될 것이었기 때문이다. 자신의 아들이 그런 복을 타고났을 줄 어찌 알았겠는가?

결국 금실의 닦달에 이진사는 하는 수 없이 꿈 얘기를 해 주었고 그제야 모녀는 자신들의 아이가 남다른 운명을 타고 난 것을 알고 가슴 뿌듯해 했다.

제마에 대한 충원공의 믿음은 확고해서 아무도 그를 말릴 수 없었다. 그도 그럴 것이 제마는 이미 다섯 살에 천자문을 떼었고 여섯 살이 되자 사서삼경을 줄줄 외울 만큼 천재성을 드러냈다.

"이쯤 되면 신동이라고 해도 무리가 없지 않은가? 제마는 하늘이 보낸 아이가 틀림없어. 허허허!"

이진사 역시 그런 아들이 자랑스러웠다. 형님들 눈치도 있고 해서 아무렇지도 않은 척하고 있을 뿐이었다.

"그러니 당신도 여기서 아무 짓 말고 조용히 있으시오. 공연히 애가 보고 싶다고 집 주위를 어정거리다가 들키기라도 하면 그 불똥이 제마에게 튈 수도 있으니까."

집을 나올 때 이미 각오했던 일이었다. 자식을 위해서라면 어미가 무엇인들 하지 못할까? 금실은 아기가 보고 싶을 때마다 눈물이 쏟아졌지만 이를 악물고 견디며 제마가 성장할 날만 기다렸다.

막대한 재산이 달린 일이었다. 이진사댁은 함흥에서 손꼽는 명문가로 아흔아홉 칸이나 되는 저택에 살고 있었고 조상 대대로 물려받은 전답만도 끝이 보이지 않을 만큼 많았다. 그렇지만 그 재산이 제마의 차지가 된다는 것은 쉽지 않은 일이었다.

서출인 데다 위로 큰아버지와 작은아버지 출생의 형제가 여럿 있었기 때문이다.

아무튼 이반오는 둘째 부인과 사별한 후에 아이들을 위해 네 번째 부인을 맞아들였는데 이것이 단명하게 되는 결정적 이유가 된다. 부인은 명문대가의 여식으로 미색을 갖춘 아름다운 여인이었다. 삼십 대라고는 하나 어릴 적부터 허약체질을 가진 사람이 지나치게 용을 쓰다 보니 기력이 달려 병을 얻게 된 것이다.

아무튼 그것은 몇 년 뒤의 일이고 어린 제마는 부인의 보살핌을 받으며 건강하고 영민한 아이로 성장하게 된다.

부인의 입장에서도 제마를 돌보는 일은 중요했다. 이진사는 삼형제 중 막내였기 때문에 자신이 자식을 낳아도 재산을 물려받을 길이 없었다. 그러나 제마를 잘 돌보게 되면 모든 공이 자신에게 돌아올 것이 분명했기 때문에 제마에게 정을 붙이려 부단한 노력을 기울였다.

제마 역시 둘째 부인에게 미움을 받았던 터라 상처를 갖고 있었는데 예쁘고 다정한 새 어미를 만나 정을 붙이며 행복한 어린 시절을 보내게 된다.

그는 힘이 좋았을 뿐만 아니라 동작이 민첩하고 빨랐으며 하나를 가르치면 열을 알 정도로 영민해서 집안 어른들의 사랑을 받았다.

급기야 열네 살이 되던 해에는 향시에서 장원을 하였고 신동이란 칭호를 얻으면서 자신의 천재성을 드러내게 된다.

충원공은 몹시 기뻐하며 세 아들을 불러 모았다.

"내 오래전부터 제마의 인물됨을 알아보고 그를 장자로 삼았는데 오늘 일을 볼 때 나의 판단이 틀리지 않았다는 것을 확인했다. 따라서 오늘부로 집안 재산을 제마에게 넘길 테니 그런 줄 알거라."

아버지 이반오는 뛸 듯이 기뻤다. 단지 재산을 상속받아서가 아니라 자신의 자식이 인정을 받았기 때문인데 한 편으론 형님들에게 미안한 마음이 들어 얼굴을 들기 어려웠다. 그러나 그런 그를 다독여 준 것은 오히려 그의 형들이었다.

"미안해할 것 없다. 모두 집안을 위한 것이고 아버님의 결정이니까."

역시 형만한 아우가 없다는 말이 맞았다.

형제들 모두 먹고 살만큼의 재산은 있었고 사회적으로 집안의 번영을 우선하는 풍토 속에서 살아왔기 때문에 그들은 아버지의 결정에 토를 달지 않았다.

물론 그들의 부인들 생각은 달라서 한동안 잡음이 끊이질 않았지만 대놓고 그런 내색을 하지는 못했다. 감히 충원공의 권위에 도전할 엄두가 나지 않았기 때문이다.

충원공이 이런 결정을 한 것은 살날이 얼마 안 남았다는 것을 느꼈기 때문이다. 이태 전부터 급격히 기력이 떨어지면서 점점 자신이 없어진 것인데 계절이 바뀔 때마다.

'내가 다음 봄을 다시 맞을 수 있으려나?!'

하는 생각이 들었고 가을이 와도 같은 생각이 들곤 했다.

결국 그의 생각은 현실이 되고 말았는데 제마의 아버지를 먼저 저 세상으로 보내고 나서는 더욱 기력이 약해져서 그해 겨울 그만 74세의 나이로 눈을 감고 만다.

자신을 믿고 격려를 해주던 조부와 아버지를 연이어 잃은 제마는 세상이 무너질 만큼 큰 충격에 빠졌다. 그리고 이듬해, 어린 나이에 끝이 보이지 않는 유랑 길에 나서게 된다.

자신을 끔찍이 아껴주던 아버지에 이어 조부가 세상을 떠나자 이로 인한 상실감을 이기지 못해 유랑을 떠난 것인데 젊은 시절 많은 시간을 유랑생활에 할애했다는 것은 그 자체만으로도 특별한 의미를 지닌다.

유랑을 통해 얻은 지식과 인생체험이 사상체질을 발견하고 이론적 체계를 세울 때 초석이 되었을 것이기 때문이다.

그런 점에서 64세의 생애 전반에서 25년의 유랑생활이 갖는 의미는 지대할 수밖에 없는데 어린 제마가 집을 떠난 데에는 나름대로 그만의 사정이 있었다.

가족을 연이어 떠나보낸 후 기분은 우울해졌고 기댈 곳 없는 외로움에 불안감까지 겹쳐 견딜 수가 없었다.

이런 상황에서 유랑은 현실의 고통을 잊게 해줄 유일한 돌파구였다.

"어디 먼 곳으로 떠나고 싶구나!"

예나 지금이나 마음이 허할 땐 봇짐 하나 메고 멀리 떠나고 싶은 것이 사람의 마음이다. 동네 사람들은 제마를 행운아로 여기며 부러워했지만, 서출 출신의 어린 제마에게 주어진 상황은 결코 만만한 것이 아니었다.

할아버지의 사랑을 독차지하며 적장자가 되어 많은 재산을 상속받았지만, 사회적 규범과는 맞지 않았기 때문에 가족은 물론 주변에서도 그를 질투하고 시기하는 사람들이 많았다.

관례대로라면 그의 어머니는 정실이 아니었고 제마는 서자가 분명했다. 이런 이유로 가족은 물론 사회적으로 주어지는 압박감이 적지 않았는데 우산 역할을 해주던 어른들이 연이어 사망하게 되자 형언할 수 없는 불안감이 엄습해왔던 것이다.

알 수 없는 두려움 속에 서서히 갇혀가는 자신의 모습을 바라보며 제마는 당황했고 견디기 힘든 생활이 이어졌다. 유랑은 이와 같은 상황을 극복하고 현실의 압박감을 타개하려는 방편이었다.

현실도피 성격을 띠는 가출과 달리 유랑을 결심한 사람들의 목적은 분명하다. 가출은 대부분 당면한 현실과 압박감을 벗어나기 위한 것이지만 유랑을 떠나는 사람들은 자신의 정체성에 대한 의문을 해소하고 미래에 대한 불안감을 극복하기 위한 경우가 많다.

부유한 사대부가의 적장자가 되어 막대한 재산을 상속받은 제마의 유랑은 여행과 동시에 자기계발을 위한 탐구생활의 시작이었고 새로운 세계와 마주할 기회였다.

어린 나이에 이런 결심을 할 수 있었던 것은 두둑한 배짱과 튼튼한 경제력이 있었기 때문이지만 타고난 제마의 숙명이기도 했다.

유아 때부터 "너는 커서 큰일을 할 사람이다."라는 말을 들어왔고 큰 인물이 되기 위해서는 세상에 나가 새로운 문물을 보고 다양한 경험을 해야 했기 때문이다.

우물 안 개구리처럼 한곳에 머물러 있으면 나태해지기 마련이다. 큰 세상으로 나가서 새롭고 발전된 문물을 접하고 식견을 높이는 일은 야망을 품은 사내가 겪어야 할 당연한 수순이다.

이 같은 여러 가지 조건이 맞물리면서 어린 나이에 유랑이라고 하는 극단적 선택을 하게 된 것인데 무엇보다 어릴 때 헤어진 어머니가 보고 싶었다.

어릴 적 일이라 남들은 기억하지 못할 것이라 짐작했지만 제마의 경우는 달랐다. 세 살 때 어머니가 자신을 돌아보며 눈물을 훔치며 집을 나서던 모습은 물론 정원에서 어머니와 함께 뛰놀던 대부분의 일들을 모두 기억하고 있는 것이다.

어머니 이야기만 하면 엄한 얼굴로 꾸짖는 어른들 때문에 그때의 일을 모른 척하며 슬픈 기억을 가슴에 묻은 채 살아왔을 뿐이다.

아버지의 넷째 부인은 이런 제마를 측은히 여겨 친자식처럼 여기며 사랑을 아끼지 않았다. 그럼에도 불구하고 제마는 늘 가슴 한쪽이 허전했고 친모의 부재로 인해 마음 한 편 그늘이 져 있었다.

이런 그에게 아버지와 할아버지의 죽음이 가져온 충격은 컸고 상실감과 허전함은 어머니에 대한 그리움으로 바뀌었다.

자식이 어미를 그리워하는 것은 인지상정이어서 제마는 제일 먼저 함흥 외곽에 살고 있던 어머니를 찾아 길을 나섰다.

어머니와의 상봉

"네가 제마란 말이지?"

어린 제마를 보자 그의 어머니는 단숨에 달려왔고 아들을 한 아름에 안으며 눈물을 펑펑 쏟아냈다. 어릴 때 헤어진 자식이 이렇듯 성장해 어미를 찾아오다니 이게 생시인지 꿈인지 실감이 나지 않았다.

"어머니 절 받으십시오."

제마는 이제야 어머니를 찾을 수밖에 없었던 자신을 탓하며 어머니와 할머니 앞에 엎드려 큰절을 했다. 그제야 금실은 제마를 안으며 참았던 모정을 표현했다.

"미안하구나. 제마야 어린 너를 두고 와서.."

제마는 말없이 어머니의 품에 안겨 눈물을 흘렸다. 어머니를 두고 남들이 못된 말을 할 때마다 화가 났지만 12년 만에 보는 어머니는 제마의 기억에 남아있던 모습 그대로 밝고 건강한 여인이었다.

다만 세월이 흘러 머리가 희끗희끗해 졌을 뿐 얼굴조차 달라진 곳이 없어 보였다. 조부의 배려로 편하게 잘 지낸 덕분인데 원래 혼자 사는 사람이 돈 걱정 없이 지내면 잘 늙지 않는다.

제마는 자신과 어머니를 떼어놓은 아버지가 원망스러웠다. 그러나 어머니와 할머니는 오히려 고마워했다.

"그분들을 탓할 것은 없다. 너희 아버지 덕에 우리가 이렇게 편안

하게 살고 있잖니?"

할아버지의 처사를 서운하게 여기는 제마를 위해 할머니는 이렇게 위로하며 눈물을 훔쳤다. 생모는 옆에서 그저 눈물을 쏟으며 오열할 뿐이었다.

모든 것이 자신이 부족해서 생긴 일이라는 자책감 때문이다.

이렇게 모자는 오랜만에 만나 그동안 묻어두었던 정을 나누며 행복한 시간을 보냈다. 그렇지만 오래 머물 수는 없는데 소문이 날 경우 큰아버지의 꾸중이 뒤따를 것이 분명했기 때문이다.

"저도 어른이 되었으니 이제부터는 자주 찾아뵙고 인사드리겠습니다."

어리지만 손자의 늠름한 모습을 보며 할머니는 흐뭇한 마음을 감출 수 없었다.

생모와 할머니의 배웅을 받으며 제마는 다시 길을 나섰다. 헤어짐은 아쉬웠지만 언제라도 다시 어머니를 만날 수 있다고 생각하니 어른이 된 것처럼 가슴이 뿌듯하고 으쓱해지는 것인데 오늘따라 중천에 솟은 해가 더욱 환해 보였다.

어머니를 만나고 나서 한결 마음이 밝아진 제마는 내친김에 팔도 여행을 하기로 마음먹는다. 이처럼 유랑의 동기는 단순했지만 운명이 이끄는 힘은 강력해서 그의 행보는 거침이 없었다.

남쪽으로는 한양을 거쳐 부산포에 이르기까지 그의 발길이 닿지 않은 곳이 없었고 만주와 몽골을 넘나들며 견문을 넓혔다.

"같은 한 방울의 물이라도 젖소가 마시면 젖이 되고 독사가 마시면 독이 된다."고 했던가?

식견이 높고 철학적 사상이 배어있는 제마의 유랑은 훗날 사상체질을 완성할 때 토대가 되어 큰 영향을 미치게 된다.

첫 번째 부인과의 이별

동무의 방황과 유랑은 스물두 해 되던 해 잠시 숨을 고르게 된다.

혼인을 해서 가정을 꾸렸기 때문인데 사실 동무는 혼인할 마음이 없었다.

이곳저곳을 돌아다니며 세상구경을 하는 것이 자신에게 맞는 일로 여겼던 까닭이다. 그러나 집안 어른들의 생각은 달랐다.

"집안의 장자가 밖으로만 돌고 있으니 큰일이 아닌가? 혼인이라도 해서 붙잡아 앉히면 저도 사람인데 집안 식구 놔두고 딴 맘이야 먹겠는가?"

이렇듯 어른들의 성화로 시작된 중매였다. 마침 근처에 살고 있던 김대감 댁 규수가 얼굴도 예쁘고 참하다는 평이 있어 동무와 혼인을 시키기로 했다. 하지만 정작 당사자는 딴생각을 하고 있었다.

"여인은 한양 여인이 제일이지!"

일전에 한양에서 본 김부잣집 처자를 마음에 두고 있었던 것인데 유랑을 다니며 본 것이 많은 탓에 시골 여인은 눈에 차질 않았다.

"고집을 피울 일이 따로 있지. 우리 집안이 어디 여느 집안과 같은가? 근본도 없는 집안하고는 사돈을 맺을 수 없다."

둘째아버지 이반구의 호통에 동무는 더 이상 뜻을 세우지 못하고 명문가의 여식과 혼인을 하게 된다. 그런데 혼인식 때 부인을 본 동무는 깜짝 놀랐다.

그의 예상과 달리 아내는 절세미인이었고 한양 여인 못지않게 세련됨을 갖추고 있었다.

"함흥에 이런 미인이 있었던 말인가?"

그뿐만이 아니었다. 좋은 집안에서 교육을 잘 받고 자라 그런지 단아한 자태와 품위 있는 몸가짐으로 단박에 동무의 마음을 사로잡았다. 동무의 입이 귀에 걸린 것은 당연한 일이다.

착하고 얌전한 여인을 만난 동무는 헌신적인 아내의 사랑을 받으며 가정에 안주할 수 있었다.

얼마 만에 느껴본 평안이었던가? 동무는 달콤한 신혼생활에 젖어 시름을 잊고 학문에만 정진하고 있었다. 그러나 호사다마라고 했던가? 안타깝게도 이 같은 행복은 오래가지 않았다.

아들 용해를 낳고 난 이듬해 아내가 괴질에 걸려 병석에 누웠기 때문이다.

여자가 임신을 하면 몸 관리를 잘해야 후유증이 없다. 동무의 아내는 몸을 돌보지 않고 무리하게 집안일을 하느라 몸이 약해졌다. 무엇보다 만삭의 몸에 무리를 한 것이 이 사단을 불러왔다.

"그런 험한 일은 아랫사람한테 맡기고 당신은 방에 들어가서 쉬는 것이 어떻겠소?"

온종일 일에 빠져 사는 아내가 안쓰러워 누누이 말했지만 부지런한 아내는 말을 듣지 않았다.

"그때 좀 더 적극적으로 말렸어야 했어."

동무는 아내가 병에 걸린 것이 모두 자신의 탓 같아 괴로웠다. 그의 아내는 첫아들 용해를 낳고 나서는 몸이 부쩍 약해졌다. 가뜩이나 약한 사람이 입덧까지 심해 먹지를 못한 것인데 낯선 환경 탓이었을까? 아내는 고집을 피며 일을 손에서 놓지 않았다.

그해 여름은 유난히 더웠다. 땀을 많이 흘려 면역력이 약해진 아내는 전국적으로 유행하던 전염병을 피해가지 못하고 그 해 가을 괴질에 걸려 자리보존을 하게 된다.

동무는 체면도 던져버리고 의원과 함께 아내를 돌봤지만, 백약이 무효였고 병세는 전혀 차도가 없었다.

"서방님. 당신과 아기를 두고 먼저 가게 되어 미안해요."

"그런 소리 하지 마시오. 날 두고 가긴 어딜 간다고…"

미어지는 가슴을 억누르고 동무는 아내의 손을 꼬옥 잡았다. 그러나 아내는 말 대신 희미한 미소를 짓더니 유모가 데려온 아기를 힘없이 바라보는 것이다.

자신의 마지막을 예감한 것일까? 제마의 아내는 아기를 부탁한다는 말을 남기고 그날 밤 스물셋의 나이로 눈을 감고 만다.

사랑했던 사람을 잃은 슬픔은 컸다.

밖에 나갔다 돌아오면 "서방님"하면서 다소곳이 웃음 짓던 모습이 떠올랐고 언제나 환한 웃음으로 자신을 맞아주던 아내가 생각나서 미칠 것만 같았다.

무엇보다 그런 아내를 다시는 볼 수 없다는 사실을 인정하기 어려웠는데 감당할 수 없는 슬픔에 괴로워하던 동무는 다시 봇짐을 메고 기약 없는 유랑 길을 떠나게 된다.

안사람과의 추억이 어려 있는 곳을 떠나면 조금은 나아질 것으로 생각했기 때문이지만 몸이 떠난다고 기억이 잊혀지는 것은 아니어서 아내와의 추억이 그를 힘들게 했다.

"야속한 사람. 그렇게 갈 것이면 정을 주지 말 것이지. 어찌 이렇게 나의 가슴을 찢어놓는단 말이요."

동무는 사발에 담긴 술을 입에 부어 넣으며 이렇게 탄식했다.

그렇게 몇 날 며칠을 술독에 빠져 살다 보니 아침에 일어나면 구역질이 났고 속이 쓰리고 아팠다. 그래도 개의치 않고 계속 술을 마셔 댔다.

아내도 없는 세상 살고 싶은 마음이 없었던 것인데 그때부터인가? 전에는 느끼지 못했던 증상이 동무를 괴롭히기 시작했다.

'어제저녁 술과 함께 먹은 닭고기가 잘못된 것일까?'

아침부터 구토가 나기 시작하더니 종일 신물이 났고 속이 아파 견디기가 어려웠다. 끼니를 제대로 챙겨 먹지 않고 술에 의존한 탓이다.

'안 되겠군. 이러다간 남에게 피해만 주고 꼴이 우습게 되겠어.'

생명에는 시행착오가 없다

개성을 떠난 제마는 한동안 한성에 머물다가 제물포로 이동했다. 청나라로 가는 배를 타려는 것인데 큰 바다를 항해하는 일은 매우 위험해서 죽음을 각오해야 했다.

예전에도 여러 번 도전해 보려다 그만둔 것도 이 때문이었는데 아내를 잃은 제마의 마음은 훨씬 담대해져서 겁이 나지 않았다.

"까짓것 한 번 죽지 두 번 죽나?"

어린 아들을 생각하면 무책임한 생각이었지만 운명에 대항해서 분노를 다스리는 것은 이 방법밖에 없을 것 같았다.

'여기가 그 유명한 제물포란 곳이구나.'

제마는 제물포에 다다르자 탄성을 질렀다. 바람결에 진한 짠내와 함께 생선 비린내가 진동했다. 꼭 한번 와보고 싶었던 곳이었지만 예상치 못한 역겨운 냄새에 다소 긴장이 된다.

제물포에 가면 청나라에서 오는 진극이란 범선이 있다고 들었다. 배의 크기가 얼마나 큰지 2만 명이 탈 수 있다는 소문이 있었는데 주막에서 밥을 먹다 들은 얘기는 사뭇 달랐다.

"이만 명은 무슨, 허풍 센 뙤놈들이 지어낸 말이지. 그래도 배가 커서 이백 명은 족히 탄다오. 보아하니 우리 같은 장사치 같지는 않고 젊은 양반이 청나라 배 들어 오는 날은 왜 물으시오?"

맞은편 식탁에서 국밥을 먹던 장사치 하나가 이상하다는 듯 물었다. 뙤놈이란 대국놈이란 말이 변한 것으로 청나라 사람들을 속되게 표현한 말이다.

"글쎄요. 견문도 넓힐 겸 청나라에 가보는 것도 괜찮을 것 같아서 그럽니다."

"내일 오시께 들어온다는 말이 있으니 한 번 기다려 보시우."

얌통머리 없게 생긴 사내는 자기 말만 하고서는 주모가 가지고 온 숭늉을 한 사발 들이키고는 밖으로 사라졌다.

뱃사람들이 오가는 부둣가라 그런지 사람들이 거칠고 투박했지만 그렇다고 기가 죽을 제마가 아니었다. 청나라는 이미 여러 번 다녀왔고 간단한 말도 주고받을 정도여서 거칠 것이 없었다.

그런 제마가 제물포를 찾은 이유는 산만큼 크다는 범선을 타보고 싶었기 때문인데 마음 한 편으로 험난한 항해를 통해 자신의 담력을 시험해보고 싶은 마음도 있었다.

'죽음의 문턱에서 나는 과연 얼마나 초연할 수 있을 것인가?'

먹고살기도 힘든 세상에 무슨 쓸데없는 생각이냐고 하겠지만, 유랑을 하며 개똥철학에 빠져 있던 제마에게 이 같은 의문은 자신의 인생에 있어 중요한 화두였다.

삼국지를 보면 무수한 영웅들이 죽음 앞에서 의연하게 행동하는 것을 보아왔다. 그 모습을 떠올릴 때마다 언젠가 그런 일이 생기면 자신 또한 그럴 것이라고 다짐하곤 했다.

'배를 타고 폭풍을 만나면 그런 경험을 할 수 있지 않을까?'

하는 생각을 했던 것인데 굳이 제물포에 와서 청나라 배를 타려고 한 이유는 이렇게 큰 배라면 풍랑을 만나도 안전할 것 같았기 때문이다.

다음 날 그 상인의 말대로 청나라 배가 부두에 들어왔다. 돛이 세 개나 달린 이 배는 청나라와 조선을 오가며 무역을 하는 상인들의 배로 소문대로 크기가 엄청났다.

"이 배는 언제 다시 청나라로 떠나는 겁니까?"

제마는 선원인 듯한 사람을 붙들고 출항날짜를 물었다.

"글쎄요. 배 안에 짐을 모두 내리고 또다시 실으려면 족히 보름은 걸릴 것이오."

'그동안 바닷가도 구경하고 먼 길 떠날 준비를 하면 되겠군.'

제마는 고개를 끄떡였다. 남는 게 시간이고 가진 게 돈밖에 없으니 급할 것이 없는 것인데 제마에게 돈이란 자유였다.

제마에게 유랑은 여행에 가까웠지만 조부가 남겨주신 재물을 함부로 쓰진 않았다. 호탕한 성품에 기분을 내는 것을 좋아하던 그였지만 유랑을 하고부터는 씀씀이를 줄이고 꼭 필요한 일에만 돈을 쓰기로 작정했다.

험한 곳을 다니며 돈 자랑을 했다가는 언제 무슨 일을 당할지 몰랐기 때문이다. 양반의 신분은 지켜야 할 것도 많고 따지는 것이 너무 많아 행동이 자유롭지 못했는데 행색을 가볍게 한 것도 이 때문이다.

목적지는 청나라였지만 목표가 다른 곳에 있었기 때문에 상인들처럼 마음 졸이며 출항날짜를 기다릴 필요가 없었다. 여기저기 다니며 그곳의 풍광을 즐겼고 새로운 것을 머리에 담아 두느라 지루한 줄 몰랐다.

"한 방울의 물도 젖소가 먹으면 젖이 되고 독사가 마시면 독이 된다."고 하지 않았던가?

많은 것을 갖고 태어난 사람은 신이 주신 복을 함부로 쓰지 않아야 독이 되지 않는다.

'내 세상에 태어나 남에게 젖이 되지는 못할망정 결코 남에게 독이 되는 짓은 하지 않을 것이다.'

이 같은 신념은 제마가 오래전부터 가져온 생각이었는데 여기저기 다니며 구경도 하고 여러 사람들을 사귀며 이런저런 세상사는 모습을 살피다 보니 보름이 훌쩍 지나갔다.

제마는 미리 알아둔 선원에게 뱃삯을 치르고는 배에 올랐다. 선원들 몇이 기다리고 있다가 사람들을 선실로 안내했는데 밖에서 본 것과 달리 선실은 그리 넓지 않았다. 필요에 의해 여러 개로 나누어 있기 때문인 것 같았다.

"배가 곧 떠날 것이니 모두 자리를 잡고 앉으시오. 그리고 우리들 허락 없이 함부로 이동하거나 하면 안 됩니다. 알겠소?"

선원들 중 우두머리로 보이는 사내 하나가 앞으로 나서더니 큰 소리로 사람들을 둘러보며 말했다.

"알겠수다."

사람들이 모두들 웃으며 대답을 했다. 바람도 적당히 불고 파도도 잔잔한 것이 항해를 하기에는 안성맞춤인 날씨였다.

"어르신은 청나라를 자주 가십니까?"

뱃전에 나가 바깥바람을 쐬던 중 제마는 배 한쪽에 서서 부두를 바라보고 있는 사람에게 다가가 물었다.

배 여행은 처음인지라 걱정도 되고 궁금한 것이 많아 나이가 지긋한 사람을 택해 배의 사정을 알아보려 한 것이다.

"그렇소만. 젊은 양반은 청나라에는 무슨 일로 가려는 게요?"

그는 제마를 아래위로 흩어보더니 이렇게 물었다.

"청나라 순천부에 양인들이 들어와 있다고 들었습니다. 그들을 만나 새로운 문물을 접하고 싶은 마음에 용기를 내어 배를 탔습니다.

어르신. 실례가 안 된다면 몇 가지 여쭈어 보아도 되겠습니까?"

"그래. 말해보시오."

"아까 선원이 하는 말을 들으니 자기들 규칙대로 하지 않으면 바다에 던져버린다고 하던데 너무 지나친 말 아닙니까?"

"허허허! 아무렴 그렇게야 하겠소. 다만 모두의 생사가 달린 일이니 앞일을 염려해서 미리 엄포를 놓은 것이지."

"짐작은 하고 있었지만 뱃생활이 그렇게 위험한 것입니까?"

"날씨 나름이오. 오늘처럼 파도가 없는 날은 아무 문제가 없지만, 풍랑이 거센 날은 선원들 말을 따르지 않으면 큰일이 난다오. 배가 기울어서 침몰할 수도 있거든."

"그렇군요. 이렇게 큰 배도 그런 일이 일어납니까?"

제마는 어른의 말을 들을수록 궁금한 것이 많아졌다. 그는 이번 상단을 이끄는 행수였는데 앞으로 거래할 일이며 생각할 것이 많아 머리도 식힐 겸 바람을 쐬는 중이라고 했다.

"공연히 제가 행수님 시간을 뺏은 것 같군요. 죄송합니다."

"그렇지 않소. 조금 전까지만 해도 여러 가지로 머리가 복잡했는데 젊은이하고 얘기를 하다 보니 머리가 맑아진 것 같구려."

그러면서 그는 배 사정에 관해 여러 가지 지식들을 알려주었는데 본시 인간에게는 과시욕이란 것이 있어 자신이 알고 있는 것을 필요한 사람에게 전해주는 것도 정신 건강에 좋은 일이다.

"배에 짐을 싣는 것도 다 정해진 방법이 있소. 짐이 한쪽으로 몰리면 파도가 쳤을 때 복원이 되지 않아 가라앉게 되거든. 그렇다고 앞쪽과 뒤쪽으로 몰리게 되면 중간이 약해져서 큰 파도가 배를 들어 올릴 경우 두 동강이 나는 수도 있다오."

"정말 그런 일이 있습니까?"

"너무 걱정하지 마시오. 나도 얘기만 들었지. 실제 본 적은 없으니까."

그러면서 그는 껄껄 웃었다.

"저기를 보시오. 앞에는 흰 구름이 두둥실 떠가고 뒤쪽으로는 아름다운 제물포가 놓여있는 것이 꼭 유람을 떠나는 것 같지 않소. 이런 날만 계속된다면 너도나도 배를 타려 할 거요."

정말 그랬다. 뱃멀미가 무섭다고 했지만 바다가 잔잔해서인지 아무 일도 일어나지 않았고 구름에 돛 단 듯 그들이 탄 배는 순항을 하고 있었다.

문제는 다음 날 새벽 일어났다. 한참 잠에 빠져 있던 제마는 선체가 심하게 요동을 치고 "우당탕탕" 하며 물건이 뒹구는 소리에 놀라 잠에서 깼다.

'무슨 일이 일어난 것일까?'

먼저 일어난 사람들이 불안한 얼굴로 모여 앉아 구석에 웅크리고 있었다.

"대체 배가 왜 이러는 겁니까?"

제마는 옆에 있는 사람에게 까닭을 물었다.

"잘은 몰라도 폭풍을 만난 것 같소. 그렇지 않고야 배가 이렇게 흔들릴 이유가 없지."

그때 선원 한 사람이 앞에 나와 상황을 설명하며 당부를 했다.

"지금 우리는 폭풍 속에 있으니 다들 자기 자리를 지키도록 하시오. 놀라서 한쪽으로 몰리게 되면 배가 기울어졌을 때 다시 일어설 수가 없으니 내 말 명심하고 폭풍이 지날 때까지 자기 자리에서 꼼짝도 해서는 안 됩니다."

'폭풍이라니 이게 무슨 변이란 말인가?'

제마는 기가 막혔다. 항해하면서 폭풍을 만나는 일은 평생 배를 타는 사람도 한두 번에 불과하다고 했다. 그런데 배를 타자마자 이런 폭풍을 만나다니 이건 말도 안 된다.

"어맛. 아악."

그때 창가 쪽에 앉아있던 여인들이 비명을 질렀다. 거센 바람에 선실 창문이 열리면서 바닷물이 쏟아져 들어온 것인데 선실 바닥은 금방 바닷물이 고여 흥건했고 그로 인해 아랫춤이 모두 젖어버렸다.

모두들 놀라 웅성거렸고 한쪽에서는 흐느끼는 사람마저 있었는데, 놀랄 틈도 없이 다시 거센 파도가 배를 들어 올려 사람들과 함께 내동댕이쳤다.

"어서 자기 자리로 돌아가시오. 안 그러면 큰일 납니다."

누군가가 큰소리로 이렇게 외쳤고 사람들은 살기 위해 기다시피 해서 자기 자리로 돌아갔는데 그것으로 끝난 것이 아니었다. 성이 잔뜩 난 바다는 계속해서 배를 몰아붙였고 그들은 바닥을 뒹굴며 불안과 공포에 떨어야 했다.

'정말 이렇게 죽는 것일까?'

잠시 선내가 조용해지자 제마는 자신의 앞날에 대해 생각했다. 공연한 짓을 했다는 후회가 밀려왔다. 굳이 배를 탈 필요까지는 없었는데 말리는 사람 말을 무시하고 고집을 피우다가 결국 이런 상황을 맞았다.

"죽음에는 시행착오가 없다."

는 생각이 뇌리를 스쳤다. 좀 더 빨리 깨달았다면 좋았을 일이지만 후회는 아무리 빨라도 늦는 법이어서 지금은 천지신명께 비는 것 외에 다른 방도가 없었다.

만용이 불러온 결과였다.

'그렇다고 죽음 앞에서 추한 모습을 보이며 비굴해질 수는 없지 않은가?'

제마는 당당히 맞서기로 작정하고 남은 가족과 마음의 작별을 했다. 한결 마음이 편해졌다. 그러나 어린 아들 용해를 생각하자 슬픔이 밀려왔고 자신도 모르게 눈물이 볼을 타고 흘러내렸다.

세상 모든 인연에는 초연할 수 있었지만 어린 자식을 두고는 마음이 무너졌던 것인데 그에게 닥친 어려움은 그것만이 아니었다. 갑자기 속이 뒤틀리면서 먹은 것을 모두 토하고 말았는데 너무 긴장한 나머지 잊고 있었던 뱃멀미가 시작되었던 것이다.

선실은 이미 아수라장이 되어 있었다. 토하는 사람에 나뒹굴어 엎드려 있는 사람, 벽을 잡고 우는 사람 등 난리도 이런 난리가 없었다.

죽든지 살든지 세상에 모든 일은 끝이 있게 마련이다. 그러나 태풍이 몰고 온 먹구름 탓에 낮인지 밤인지도 분간할 수 없었고 영영 끝나지 않을 지옥처럼 견디기 어려운 상황이 이어지고 있었다.

'아. 이것이 꿈이라면 얼마나 좋을까?'

모진 현실이 원망스러웠지만 제마의 바람과는 달리 상황은 좀처럼 나아지지 않았고 점심때가 되어서야 겨우 바람이 잦아지며 안정을 찾기 시작했다.

'이제 끝난 것일까?'

제마는 정신을 추스르고 밖으로 나가 상황을 알아보려 했다.

"어디 가시오? 아직 위험하니 밖에는 안 됩니다."

선원 한 사람이 말렸지만 제마는 뒤가 마렵다며 밖으로 나왔다. 토설물로 인해 선실 안이 역겨워 견디기가 어려웠던 것이다.

뱃전에는 이미 여러 사람이 나와 있었고 선원들은 망가진 돛을 손보느라 분주하게 움직이고 있었다.

"행수님은 괜찮으십니까?"

"그래요. 나는 괜찮은데 젊은 양반이 고생이 많소."

"그나저나 이제 끝 난 것일까요?"

"아마 그런 것 같소만 바다 사정을 어찌 알겠소? 끝이 나기를 바라야지."

그러면서 행수는 긴 한숨을 쉰다.

"수십 년간 이 길로 다녔소만 나도 이처럼 심한 풍랑은 처음이오."

제마는 노인의 말을 들으면서 바다를 바라보았다. 바람은 가라앉았지만 여울이 어찌나 심한지 배가 파도 위에 올랐을 때 밑을 내려다보면 마치 높은 산에서 아래를 바라보는 것처럼 현기증이 났다.

"아마 큰 태풍 가장자리에 들었던 것 같소. 그렇지 않았다면 이렇게 끝이 나지 않았겠지."

"아무튼 다행입니다. 모두들 무사해서…"

"이런 말을 하면 어떨지 모르지만 아마 배에 귀인이 탄 것 같소. 그렇지 않고서는 이런 파도에 배가 무사할 리 없거든."

"행수님. 그것이 무슨 말씀이십니까?"

"예로부터 죽어서 안 될 사람이 배에 타고 있으면 다른 사람도 죽음을 면한다는 말이 있었소이다."

"아. 네."

제마는 고개를 끄떡였다.

"처음 젊은 양반을 보고 그런 생각이 들었소이다. 행색은 남루해도 얼굴에서 빛이 나고 범상치 않아 보이는 것이 뭔가 특별한 사람 같다고."

"무슨 그런 말씀을.. 전 그저 세상 공부도 할 겸 여기저기 떠도는 사람입니다."

제마의 말에 노인은 웃음만 지을 뿐 아무런 대꾸도 하지 않았다. 그저 오늘의 행운에 감사할 뿐이었다.

"이렇게 바람이 좋으니 아마 내일 저녁 무렵이면 청나라에 도착할 수 있을 게야."

노인은 혼잣말을 하며 먼 하늘을 바라보았다. 점차 구름이 걷히면서 맑은 하늘이 나타나고 있었다.

노인의 말처럼 제마가 탄 배는 다음 날 오후 청나라에 도착했다. 배가 포구에 닿자 기다리고 있던 사람들이 마중을 나와 시끌벅적했다. 평소 같으면 짜증이 날 법도 했지만 오늘따라 사람들 소리가 얼마나 반갑던지 뛰어가서 와락 안아주고 싶은 충동마저 느껴졌다. 살아있다는 증거였다.

"풍랑이 그렇게 거셌다는데 다들 천운이오."

포구에 있는 조선인 주막에 들렀을 때 주모가 한 말이다.

제마는 오랜만에 따뜻한 음식을 먹으며 생환의 기쁨을 누렸다. 마음 같아서는 당장 집으로 돌아가 아들 용해를 안고 싶었지만, 대장부가 이만한 일에 마음이 흔들려서는 안 된다고 생각했다. 계획했던 일을 하나씩 마친 후에 몽골과 만주를 거쳐 집으로 돌아왔다.

'다시는 집을 떠나지 말아야지.'

이번 일로 가족의 소중함도 깨닫고 느끼는 것이 많았다. 그런데 이제 가라앉았다고 생각한 위장이 다시 꿈틀거리며 문제를 일으키기 시작했다.

죽음의 문턱에서 강한 정신력으로 상황을 견뎌낼 수 있었지만 자신도 모르는 사이 가슴 깊숙한 곳에 상처를 입고 있었고 이제 그것이 밖으로 독기를 토해내고 있는 것이다.

"자라 보고 놀란 가슴 솥뚜껑 보고 놀란다."고 했던가?

천둥번개가 칠 때는 말할 것도 없고 물건 떨어지는 소리만 들어도 가슴이 철렁하면서 결국 속병으로 이어지고 만 것이다.

제마의 위장병

　제마의 병이 고질병으로 발전한 것은 태풍을 겪은 후유증도 있지만 약을 잘못 지어 먹은 영향이 컸다.

　의원은 몸이 허해졌다며 홍삼을 넣은 보약을 처방했지만, 태양인이었던 제마에게 홍삼은 독으로 작용했고 병세를 더욱 악화시켰다.

　새어머니는 위장병으로 고생하는 제마가 안쓰러워 옻닭을 달여 장복을 하게 했지만, 이 또한 병을 악화시켜 위통과 구토 유발의 원인이 되었는데 다른 사람에게는 보약으로 작용하는 약재도 제마에게는 부작용을 일으켰다.

　간장이 약한 태양인은 보약이 오히려 독이 될 때가 있다. 효과가 좋은 약재일수록 독성 또한 강하기 때문인데 간장병을 오래 둘 경우 신장으로 병이 전이되는 사례가 많은데 제마의 경우가 그랬다.

　"호기롭던 사람이 저리 망가졌으니 이를 어이하누. 쯧쯧."

　다들 혀를 차며 안타까워했지만 병에는 도움이 되지 않아 동무는 용하다는 의원을 찾아다니며 고통에서 벗어나기 위해 몸부림쳤다.

　그가 앓고 있는 위장병은 증상이 고약해서 약을 먹어도 듣지를 않고 좀처럼 나을 기미를 보이지 않았다. 신경성 위장병이 치료가 안되는 이유는 그 원인이 간장에 있기 때문이다. 간장은 담즙을 통해 소화력을 높기 때문에 간이 약해지면 위가 상하고 이런 고초를 겪게 된다.

제마는 괴로움을 참으며 친모 집을 찾아갔다. 몸이 힘들 때는 친모보다 어릴 때부터 자신을 돌보아준 새어머니가 편하게 느껴졌지만, 병이 악화되자 돌연 친모가 보고 싶어졌는데 위기를 느꼈을 때 핏줄이 당기는 것은 어쩔 수 없는 인간의 본능이었다.

동무의 상태를 본 친모는 몸이 상해 핼쑥해진 아들을 보고 가슴이 무너졌다. 약물을 복용한 뒤 오히려 병이 악화되었다는 말을 들은 그녀는 독한 마음을 먹었다.

'금쪽같은 내 새끼. 내 몸이 부서지는 한이 있어도 반드시 건강한 몸으로 만들 것이다.'

이렇게 다짐하며 틈만 나면 팔다리며 어깨를 주무르며 정성껏 아들을 돌보았다. 그래서일까? 제마는 전에 느껴보지 못한 아늑함을 느끼게 된다.

유랑을 하며 객지생활을 하다 보니 깊이 잠들기가 어려웠는데 친모 집에 오고부터는 누가 업어 가도 모를 정도로 숙면을 취하게 된 것이다.

"어머니의 손은 약손이다."라는 말은 괜히 생긴 것이 아니었다. 마음이 편해지면서 숙면을 취하게 되자 몸과 마음이 서서히 안정을 찾았고 증상이 가라앉기 시작했다.

무엇보다 어머니가 차려준 밥상이 큰 도움이 되었는데 유사한 병을 앓았던 어머니의 경험이 담긴 식단이었기 때문이다. 몸이 좋아지자 무료해진 제마는 다시 유랑을 생각한다.

풍랑을 만나 죽을 고비를 넘긴 뒤, "다시는 집을 떠나지 않을 것이다."라는 맹세했지만 그 말이 무색해질 만큼 마음은 이미 함흥을 떠나 먼 길을 가고 있었다.

'밥 먹고 체했다고 굶고 살 수는 없는 일 아닌가?'

이렇게 변명을 해보는 것인데 배는 다시 타지 않으면 그만이고 위험한 일은 피해 가면 될 것이었다.

귀인이 머문 자리

"옷 입은 행세를 보니 양반 나부랭이인 것 같은데 가진 것이 모두 이것뿐이라고? 안 되겠다. 애들아. 얘가 아직 덜 맞았나 보다. 좀 더 손을 봐 주거라."

"어이쿠."

동무는 손으로 얼굴을 가리며 쓰러졌다. 무예를 익혀 몇 놈쯤은 거뜬히 당해낼 수 있었지만, 반항할 틈도 없이 불시에 당한 습격이라 당해낼 재간이 없었다.

"이놈들. 이게 무슨 짓들이냐. 썩 물러서지 못할까?"

이때 건장한 사내 하나가 나타나더니 동무를 위협하던 놈들에게 호통을 치며 다가선다. 그러자 부랑배 사이에서 동요가 일어났고 슬금슬금 한 놈씩 꽁무니를 빼기 시작하더니 이내 모두 산 아래로 사라지고 말았다.

"감사합니다. 어르신 덕분에 살았습니다."

동무가 자리를 털고 일어나며 인사를 한다.

"그런데 자네는 저녁 늦게 무슨 일로 이 산을 넘다 이런 봉변을 당했는가?"

"저는 함흥의 이제마라고 하는데 부산 구경을 가던 중입니다."

동무는 흐트러진 의관을 고쳐 세우고 위험한 상황에서 자신을 도와준 어른에게 정중히 자기소개를 했다.

"흠. 어쨌거나 오늘 이 산을 내려가다가는 다시 그놈들에게 잡혀 경을 칠 것이니 나를 따라오게나."

"네? 아! 네. 고맙습니다."

동무는 체면 차릴 여유도 없이 그의 뒤를 따라갔다. 어른의 집은 그곳에서 멀지 않은 곳에 있었다.

"아까 그 녀석들은 아랫마을에 사는 놈들인데 본성이 나쁜 놈들은 아니야. 사는 게 힘들어서 저러고들 다니는 거지."

"네. 그런데 어르신을 보고는 냅다 줄행랑을 치던데요."

"허허! 이전에 나한테 덤볐다가 혼이 난 적이 있거든. 자, 그건 그렇고 저녁때가 되었으니 한술 떠야지?"

그는 부엌에서 찬밥과 함께 더덕무침을 들고 들어왔다. 산을 넘어오던 길이라 시장했던 동무는 그가 내어주는 밥을 맛있게 먹었다. 그러고 나서 그가 산속에서 사는 이유에 대해 물었다.

"말씀하시는 것으로 보아 초야에 묻혀 사실 분은 아닌 것 같은데 어떤 사정으로 여기에 살고 있는 겁니까?"

"나? 허허허!"

처음 만난 사람이지만 동무가 마음에 들었는지 그는 자신이 산속에서 지내는 이유에 관해 말해주었다.

그의 나이는 오십, 한때 무과에 급제하여 도성에서 군관을 하기도 했지만, 갑자기 서른 살 되던 해에 알 수 없는 병에 걸려 고향으로 돌아왔다고 한다.

"처음에는 내 병에 관해 알지 못했지. 그런데 시간이 지나면서 환부가 곪기 시작하더니 급기야 썩어 문드러지기 시작하는 거야. 문둥병이었어."

"문둥병이요? 그래서 어쩌셨는데요?"

"그런 악질에 걸렸으니 동네에 살 수가 있나. 여기 들어와 오두막을 짓고 혼자 지내며 치료를 시작했지. 그렇지만 그 병이 어디 약으로 낫는 병이던가? 갈수록 상태는 심해지고 결국 치료를 포기한 채 마음을 닦기 시작했지."

어차피 죽을 운명 정신만이라도 온전하게 살다 죽으리라 마음먹었다고 한다.

"힘없는 인간이 할 수 있는 일이 무엇이 있겠는가? 마음 비우고 순응하며 받아들일밖에…"

죽음이 정해진 사람이 기댈 것은 하늘밖에 없었다. 그렇게 마음을 정하고 기도하다 보니 어느 날 갑자기 열이 나면서 온몸이 불덩이처럼 뜨거워졌다.

"어차피 죽을 거 아무래도 괜찮다고 생각했지. 그러다 정신을 잃고 쓰러졌는데 깨어나서 팔을 만져보니 통증이 느껴지질 않는 거야."

그의 절실함이 하늘에 닿았던 것일까? 곡기를 끊어가며 몇 날 며칠 기도를 했더니 엉망이 되었던 살이 돋아나면서 병이 나았다.

"그때부터 부처님을 믿기 시작했지. 사대부 집안에서 불교를 믿는 것은 금기였지만 어머니께서 밤낮으로 자식을 위해 부처님에게 빌며 공양을 드렸다는 것을 나중에 알게 되었거든."

그날 이후 그는 남은 생을 자신처럼 몹쓸 병에 걸려 고통받는 환자들을 위해 쓰기로 결심했다. 전국을 돌며 이름난 의원을 찾아 공부를 하고 환자들을 치료해가며 실력을 쌓았다.

"환자를 치료한다는 것이 말처럼 쉬운 일이 아니더군. 자칫 실수라도 했다가는 오히려 해를 입히게 되더란 말이지."

그는 지금 산에 들어와 가족에게 버려진 병자를 돌보고 있었다. 이 오두막은 약초를 캐러 올 때 한 번씩 들러 쉬어가는 곳이라 했다.

"사실은 저도 고질적인 속병 때문에 이곳저곳을 찾아다니며 공부를 하고 있는 중입니다. 저 좀 한 번 보아주시겠습니까?"

"그렇지 않아도 자네 얼굴을 보고 속병이 있을 것이라 짐작했네. 어디 자세를 바로 하고 앉아보게나."

그는 손에서 진맥을 잡는 대신 눈을 감고 동무의 가슴을 바라봤다.

그러자 심장 부위에서 열이 나기 시작하더니 온몸이 뜨거워졌다. 투시력으로 오장육부를 들여다보는 과정에서 나타나는 변화였다.

동무는 이렇게 외딴 숲길에서 평생의 은인을 만나 자신의 지병인 열격반위을 고칠 의술을 배우게 되는데, 그는 동무의 스승이자 인생의 귀인이 된다.

약초 캐기

다음 날 제마는 부스럭거리는 소리에 잠을 깼다. 스승이 일찍 일어나 밖에서 무엇인가를 챙기고 있었다.

"안녕히 주무셨습니까?"

제마는 눈을 뜨기가 무섭게 일어나 방문을 열고 아침 인사를 했다.

"응. 나 때문에 잠이 깨었나 보군. 아직 이른 시간이니 자네는 좀 더 눈을 붙이게나. 어제 먼 길 오느라 힘들었을 테니."

그 말을 남기고 스승은 대문을 나섰다. 그러고 보니 아직 어둠이 가시지 않고 있었다.

'이른 아침에 어디를 가시는 것일까?'

궁금했지만 제마는 하품을 하며 다시 잠자리에 누웠다. 본래 일찍 일어나는 편이기는 하지만 졸음이 가시지 않아 눈꺼풀이 무거웠기 때문이다.

얼마쯤 되었을까? 잠에서 깬 제마는 근처 물가로 가서 세수를 했다. 주변을 둘러보니 초막이 지어진 곳은 풍광도 좋고 아늑해서 며칠 쉬어가도 좋을 것 같았다.

한기를 느낀 제마는 가슴을 크게 벌리고 심호흡을 한 다음 가슴을 움츠렸다. 봄이라곤 해도 산속의 새벽 공기가 차가웠기 때문이다.

집 안으로 들어온 제마는 의관을 차려입고 길 떠날 준비를 했다. 하룻밤 신세를 진 것만 해도 미안한데 계속 부담을 주는 것은 도리가 아니라고 생각했다. 그런데 뭔가 이상하다는 느낌이 들었다.

위장병을 앓고부터는 속이 쓰려 잠을 깨는 것이 다반사였는데 오늘은 속도 편안하고 가뿐한 것이 아프기 전으로 돌아온 것처럼 기운이 넘쳤던 것이다.

"어제 받은 치료가 효과가 있었단 말인가?"

어제 치료를 받을 때 특별한 느낌을 받긴 했지만 이렇게 좋아질 것은 예상하지 못했다.

'침을 맞은 것도 아닌데 몸이 낫다니 어르신은 기인임이 틀림없구나!'

제마는 봇짐을 내려놓고 잠시 생각에 잠겼다.

'그래. 이런 귀인을 어디서 다시 만날 수 있단 말인가? 어르신이 돌아오면 스승으로 모시고 그 비법을 배워보자.'

갑자기 뭔지 모를 감정이 솟구치고 몸에 전율이 왔다. 새로운 세계에 대한 욕망이 그를 일깨운 것이다.

이때 밖에서 인기척이 느껴지더니 싸릿문 열리는 소리가 났다.

제마는 얼른 일어나 밖으로 나갔다.

"이른 새벽에 어디를 다녀오셨습니까?"

"음. 산 중턱에 있는 절에 가서 정광스님을 만나고 왔지. 스님이 돌보고 있는 환자가 몇 있는데 상태가 어떤지 궁금해서 말이야."

그러면서 그는 어깨에 메고 있던 망태기를 마루에 내려놓았다. 그 안에는 방금 캔 듯한 마가 여러 개 들어있었다.

"이건 마 아닙니까?"

"자네도 마를 아는군. 마는 위장이 약한 사람에게 약이 되지. 내 자네 생각이 나서 내려오는 길에 몇 뿌리 캐어왔네."

둘은 아침 대용으로 마를 씻어 맛있게 먹었다. 이전에 한 번 먹어본 적은 있지만 찐득찐득한 것이 꽤나 먹을 만했다.

"저. 어르신 한 말씀 드려도 되겠습니까?"

"음. 내게? 그래 말을 해보게나."

"다름이 아니고 어르신 밑에서 약초도 배우고 의술을 좀 배우고 싶습니다. 저를 제자로 받아주시면 안 되겠습니까?"

"제자? 허, 이 사람 내게 무어 배울 것이 있다고?"

"아닙니다. 어르신. 저는 배울 것이 많습니다. 저를 제자로 받아만 주신다면 열심히 배워서 사람들에게 이롭게 쓰겠습니다."

"허어, 글쎄! 나한테 배울 것이 있을지 모르네만 자네 뜻이 정 그렇다면 마음대로 하게나. 그런데 나와 함께 지내려면 좀 힘이 들게야. 환자도 보고 해야 하니 말이야. 허허허!"

그도 제마가 싫은 눈치는 아니었는데 기실 품삯도 없이 환자를 돌볼 사람이 없어 손이 딸리던 차였다.

"그럼, 이제부터 스승님으로 부르겠습니다. 스승님."

"으흠. 그래. 그럼 오늘은 같이 봉령을 캐러 가 보세나. 저 망태기를 메고 따라오게."

제마는 벽 한쪽에 걸려 있는 망태기를 내려서 어깨에 짊어 메고 스승을 따라 길을 나섰다.

봉령은 소나무 뿌리에 기생하는 균핵으로 값이 비싸서 약초꾼들에게 인기가 좋은 약재였다. 그는 어제 버섯을 캐러 갔다가 봉령이 있음직한 구루터기 몇을 보아두었다고 했다.

봉령은 소나무를 베어내고 난 뒤 4~5년이 지나야 생성되기 때문에 보통 산 중턱에서 발견되는 경우가 많은데 다행히 지형이 험하지 않아서 산을 오르기는 어렵지 않았다.

목적한 곳에 이르자 그는 등에 지고 있던 망태기를 내려놓더니 쇠꼬챙이를 꺼내 땅 여기저기를 쿡쿡 찌르며 무언가를 찾아다녔다.

"무엇을 찾으시는 겁니까?"

"봉령을 찾는 중이라네."

"네? 그렇게 꼬챙이로 찔러대면 봉령이 나옵니까?"

"허, 이런 사람 보았나. 봉령이 발이 달린 것도 아닌데 스스로 나올 리가 있나. 이렇게 꼬챙이로 찔렀을 때 봉령이 있으면 끈적한 느낌이 들면서 흰 가루가 묻어나오지."

설명을 들었지만 느낌만으로 봉령을 찾는다는 게 믿기지 않아 고개를 갸웃하고 있는데 바로 그때 스승의 외침이 들려왔다.

"옳지, 여기 있다."

그러더니 제마를 보고 묻는다.

"어때, 자네도 한 번 찔러볼 텐가?"

"네."

제마는 반가운 마음에 얼른 뛰어가서 꼬챙이를 건네받았다.

"여기, 요기를 힘을 줘서 찔러 보게."

그의 말대로 손에 힘을 주고는 손가락이 가리키는 곳을 쿡 찔렀다. 과연 끈끈한 느낌이 손에 전해진다.

"꼬챙이 끝을 보아. 하얗지? 하하하."

스승은 만족한 듯 웃으며 괭이로 땅을 파고들어 갔다. 한 자쯤 들어갔을까. 흙을 파서 걷어내자 그리 깊지 않은 곳에서 투박하게 생긴 봉령이 모습을 드러냈다.

"흠, 아주 실한 놈이군."

"꼭 버섯처럼 생겼네요."

"그러게나 말일세. 복령은 신경을 안정시키고 이뇨작용이 있어 자네 같은 환자에게 아주 좋은 약재일세. 위장과 신장은 물론이고 간에 좋으니 잘 챙겨 넣게나."

몸에 좋다는 말에 제마는 흙이 잔뜩 묻은 봉령을 귀한 인삼 다루듯 소중하게 망태기에 집어넣었다.

약재 같은 것은 거들떠보지도 않던 제마였다. 조부는 집안을 빛낼 자식이라며 어릴 때부터 몸에 좋다는 약은 모두 구해다 제마에게 먹였다.

그런 까닭에 약이라고 하면 진저리를 치던 제마였지만 몸이 심하게 망가지고 나자 생각이 달라졌다. 위장병만 고칠 수 있다면 못 먹을 것이 없을 만큼 마음이 바뀐 것이다.

주변에는 소나무를 베어낸 구루터기가 여러 개 있었는데 그 날 둘은 실한 봉령을 20여 개나 캐서 돌아왔다.

제마는 이렇게 스승을 만나 약재와 한약 다리는 법을 배웠고 불치병에 걸려 고생하는 환자를 돌보면서 의술을 익혔다. 그리고 아침마다 일찍 일어나 그에게 무술을 배워 자신의 체질을 개선해 갔다.

벗의 누이동생

　하루는 구미에 있는 벗을 만나 그의 집에 머물게 되었는데 젊은 처자의 미색이 동무의 눈길을 끈다.

　"허어. 참으로 아름다운 여인일세. 그런데 저 미색으로 인해 화를 입게 될지도 모르겠군."

　"이 사람아. 무슨 말인가? 저 여인은 내 누이동생일세."

　"음. 그런가? 그러면 앞으로 열흘 동안 하인을 붙여 누이를 철저히 주시하도록 하게."

　놀란 친구가 영문을 묻자 동무가 심오한 표정으로 말을 이어간다.

　"젊은 여인에게 일어날 변고야 다른 것이 있겠는가? 아무래도 비껴가기가 어려워 보이니 자네가 신경을 많이 써야겠네."

　오랜 친구는 아니지만 동무의 범상치 않은 능력을 알고 있던 친구는 기겁을 하고 그의 말에 따라 여종을 붙여 누이동생을 보호하도록 했다.

　그 일이 있고 난 뒤 열흘쯤 되었을까? 하루는 미란이 벚꽃 구경을 가자며 여종 향순이를 불러 세운다.

　"마을 어귀에 벚꽃이 활짝 피었더구나. 당장 가서 보고 싶어."

　"아씨. 전 오늘 마님이 시킨 일이 있어서 갈 수 없어요. 내일 가면 어떨까요?"

그러자 미란이 새침해서는 돌아서며 말한다.

"가기 싫으면 말아라. 나 혼자는 못 갈 줄 알고."

평소 같으면 향순이도 별 신경 안 썼겠지만, 주인마님의 당부가 있던 터라 얼른 그의 언니를 찾아가 부탁을 한다.

"언니, 우리 아씨가 앞산 언덕에 놀러 간대. 언니가 얼른 따라가서 같이 봐줘. 응?"

"얘는 나도 할 일 많아. 환한 대낮에 무슨 일 있으려고?"

"아냐. 서방님이 아씨 혼자 보내면 절대 안 된다고 했단 말이야."

"그래. 알았다."

은실은 못마땅한 듯 입을 삐죽 내밀었지만, 대문을 나서기가 무섭게 달음박질치며 아씨의 뒤를 따른다. 핑계가 없어 그렇지 사실은 은실 역시 꽃구경이 가고 싶어 안달이 나 있던 차였다.

얼마쯤 지났을까? 은실이 헐레벌떡 숨이 넘어 갈듯 마당으로 뛰어들더니 급하게 마님을 찾는다.

"마님, 마님, 큰일 났어요."

"무슨 일로 이리 소란을 떠는 거냐? 계집애가 조신하지 못하고."

마님이 조신하게 타이르는데 은실이 숨을 헐떡이며 말한다.

"어떤 몹쓸 녀석이 나타나서는 글쎄, 아씨를 억지로 끌고 가려는 걸 제가 겨우 뜯어말렸지 뭐에요."

"뭐야? 그래 어떻게 됐어. 미란인 지금 어디 있는 거야?"

은실의 말에 마님이 화들짝 놀라 미란을 찾는데 그때 미란이 비틀거리며 대문을 들어서더니 제풀에 쓰러져 정신을 놓고 만다.

"미란아. 왜 이래? 왜 그런 거야? 향순아. 너 얼른 가서 냉수 떠오지 않고 뭐 해?"

"네. 마님."

향순이는 물을 뜨러 우물가로 달려가고 마님은 당황해서 어쩔 줄을 모른다.

저녁 무렵 동무와 친구가 술상에 마주 앉았다.

"참 대단하이. 자네는 이런 일이 일어날 줄 어찌 알았는가?"

"별것 아닐세. 마음을 비우고 살다 보면 간혹 앞일이 보일 때가 있는 것이지. 공연히 소란 떨지 말게나. 누가 보면 도사가 나타났다고 하지 않겠나. 하하하!"

그 말에 친구도 유쾌하게 따라 웃으며 거듭 고마움을 표시한다.

"아무튼 자네 신세를 크게 졌네. 오늘은 내가 크게 한턱 쓸 터이니 밤이 새도록 마셔 보세나."

운수 사나운 날

"그런데 영순 엄마, 느티나무 집 김 영감님 얘기 들었어?"

"아니, 왜 무슨 일이 있었어?"

"그게 말이야. 그러니까 ……."

천동마을 작은 동네가 이른 아침부터 김 영감 얘기로 들썩인다.

어제 약초를 캐러 산에 갔던 영감님이 밤이 늦도록 돌아오지를 않아서 마을 사람들이 횃불을 들고 찾아 나섰는데 옷이 모두 벗겨진 채로 산속에서 홀로 발견된 것이다.

"영감님이 옷을 홀랑 벗은 채로 오래된 나무등치를 꼬옥 안고 있었다지 뭐야."

"에그, 망측해라. 아니, 그 영감님은 왜 그랬대?"

"그게…"

순덕 엄마가 말을 하다 말고 킥킥 웃는다.

"아, 말을 해봐 웃지만 말고,"

"그 집 아들이 다가가서 '아버님 왜 이러고 계세요?' 하고 물었더니 글쎄 꼼짝도 않고 그러고 있더라는 거야."

"왜 어디를 다치셨나?"

"다치긴, 아니 다치긴 했지."

순덕엄마는 무엇이 우스운지 킥킥거리면서 나오는 웃음을 참지 못

한다.

"왜 그러는데요. 아주머니?"

옆에서 듣고 있던 새댁이 안달을 하며 재촉한다.

"우리 순덕 아버지가 그러는데 자세히 가서 보니까 영감님 물건이 나무옹이 틈에 끼어있었다지 뭐야."

"어머, 어머나."

그 말을 듣자 다들 놀라서 입이 다물어지지를 않는다.

"망측하기도 해라. 그래, 그래서 어떻게 되었대?"

안달이 난 영순 엄마가 채근을 한다.

"아들이 가서 간신히 떼어냈는데 그것이 어디 성했겠어? 지금 자리에 누워 계시데요."

"세상에 무슨 일이래? 영감님이 뭐에 홀리셨나 보다."

사연을 짐작이라도 하듯 영순 엄마가 고개를 끄떡이는데 새댁은 못 볼 것이라도 본 듯 호들갑을 떤다.

"어머, 아줌마. 무서워요."

새댁의 호들갑에 모두들 등이 서늘해지고 소름이 돋는데 산책을 나왔다가 무심코 이 말을 엿들은 제마는 흥미가 돋았다.

주막 봉놋방에 들러 하룻밤을 묵은 뒤 점심을 먹고 난 후였다. 이제 곧 봇짐을 챙겨 재를 넘을 참인데 이런 말을 듣고 보니 구미가 당겨 마루에 앉아 술잔을 기울이고 있던 노인에게 다가가 궁금증을 풀기로 했다.

"어르신은 이 마을에 사시는가 보지요?"

"그렇소만 무슨 일이시오?

주막이란 곳이 원래 그런 곳이지만 낯선 젊은이가 다가와 물으니 경계가 되는 것이다.

"제가 조금 있다 저 사랑고개를 넘으려고 하는데 이상한 말이 들려서 그럽니다."

"뭐요? 혼자서 저 산을 넘는다고? 으음."

노인은 고개를 흔들면서 손사래를 친다.

"그 고개를 혼자 갔다가는 무사치 못할 것이오. 그러니 사람이 여럿 모이면 함께 가도록 하시오."

"혹시 무슨 일이라도 있는 겁니까. 아까 마을 아주머니들 얘기를 잠깐 들었는데 자세한 사정을 몰라서요. 저, 주모 여기 술하고 닭 한 마리 잡아주시오."

"허, 젊은 사람이 시원시원해서 맘에 드네. 그게 말이요. 내 친구가 저 산에 갔었는데…."

며칠 전 약초를 캐러 산에 갔던 친구가 도깨비를 만나 혼쭐이 났고 하마터면 목숨을 잃을 뻔했다는 것인데 그 노인이 들려준 얘기는 이랬다.

김영감이 큰일을 다했다는 말을 듣고 친구가 박노인을 찾아왔다. 둘은 얘기를 나누며 남의 일 같지가 않아 기가 막혔다. 그들은 어릴 때부터 한 마을에 살았고 누구 집에 숟가락이 몇 개 있다는 것까지 알 정도로 막역한 사이였기 때문이다.

"허! 이런 해괴한 일이 있나."

이 노인이 허공을 보며 탄식을 한다.

"민란이 끝난 지 얼마 되었다고 이런 일이 일어나나? 이거 원, 뒤숭숭해서 일을 할 수가 있나."

마음이 심란한지 박 노인도 편치 않은 시선으로 먼 산을 바라본다. 그들은 모두 한 동네서 평생을 함께 살아온 김 영감의 오랜 친구였다.

"전쟁하고 이 일이 무슨 상관인가 이 사람아."

"심란하니까 그렇지. 또 무슨 일이 일어나려나 싶어서 말이야."

박 노인의 말끝에 한숨이 묻어난다. 지난 일로 상처가 가시지 않은 탓이다.

"그나저나 김가는 정신을 차린 건가?"

이 노인이 이마를 찌푸리며 말했다.

"홍식아범 말로는 어제저녁부터 조금씩 미음을 뜨기는 한다는데, 아직도 혼이 나간 사람처럼 정신이 없다는 것 같아."

홍식이는 김 영감님 댁 큰아들이다.

"그럼, 이럴 것이 아니라 말이 나온 김에 병문안이라도 가야 하지 않겠어?."

"그래. 그게 나을 것 같네. 어서 가세나."

두 영감님이 뒷짐을 지고 친구 집으로 향한다. 마침 마당에는 홍식 아범이 망가진 지게를 손보고 있다가 이들을 보고 반색을 한다.

"어이구, 어르신들 오셨어요?"

"응, 그래. 아버지 때문에 고생이 많지?"

"고생은요. 그렇지 않아도 찾아뵈려고 했는데, 잘 오셨어요."

"점심은 드셨고?"

"좀 전에 일어나서 미음 잡숫고 누워 계세요."

"으흠, 그래. 다행이군. 그런데 그 사람 도대체 어떻게 된 일이라고 하던가?"

"글쎄요. 어찌된 일인지 저도 답답해 죽겠어요. 당최 말씀을 안 하시니…"

홍식아범이 안타까운 듯 입맛을 다신다. 걱정은 둘째 치고 사정이 몹시 궁금한 모양이다.

"아버님, 친구분들 오셨어요."

"그래. 알았다."

아들의 말에 김영감이 방안에서 겨우 알아들을 만한 소리로 대답을 한다.

두 사람은 문을 열고 방 안으로 들어가고 아들은 마루에 걸터앉아 방안에서 들려오는 이야기에 귀를 기울인다.

"그래. 몸은 좀 어떤가? 이 사람아."

"응, 이제 좀 살 것 같네. 와줘서 고마우이."

김 영감이 자리에서 몸을 일으킨다. 그런데 일어나다 말고

"어구구-"

하는 소리를 내더니 사타구니를 움켜잡고 신음을 한다.

"그냥 누워 있게나. 우리가 어디 손님인가?"

"그래. 누워 있어. 아직 몸이 다 낫지 않은 것 같은데…"

친구들이 만류했지만 김 영감이 고집을 부리며 아랫목 벽에다 등을 기대고 앉는다.

"휴- 이제 좀 살 것 같으이. 누워만 있었더니 허리가 아파서 견딜 수가 있어야지."

그 말을 들으니 이제 걱정을 안 해도 될 것 같아 친구들은 마음이 놓인다.

"그런데 도대체 어떻게 된 일이야? 사람들 말만 가지고서야 어디 내용을 알 수가 있어야지."

이 노인이 궁금증을 이기지 못하고 연유를 캐어물었다.

"그게 그러니까 말야. 어찌된 일인가 하면 ….. "

김 영감은 말을 꺼내다 말고 한숨을 쉰다. 그러더니 친구들에게 며칠 전에 일어났던 일을 털어놓기 시작했다.

"내 그날 둥굴레 뿌리를 캐러 사랑고개 너머 있는 언덕배기에 가질 않았겠나. 사실 그곳엔 나만 아는 둥굴레밭이 있거든."

"그랬어? 그런 데가 있었으면 나한테도 좀 알려주고 그러지. 혼자서만 갔단 말이야?"

"지금 그게 문젠가 이 사람아? 원 싱거운 사람하구는, 그래 그래서?"

이 노인의 말에 옆에서 듣고 있던 박 노인이 핀잔을 주며 재촉을 하는데 김 영감이 털어놓은 줄거리는 다음과 같았다.

며칠 전 손자 녀석 간식거리도 마련하고 추석 제사에 쓸 도라지도 준비할 겸해서 점심을 먹은 후에 사랑고개를 향해 길을 나섰다.

마을에서 얼마 떨어지지 않은 그곳에는 오래전부터 김 영감이 보아둔 둥굴레 군락지가 있었는데 둥굴레 뿌리는 말려서 차를 달여 먹으면 구수한 맛이 나는 것이 약재로도 손색이 없었다.

'작년에 그냥 묵혀 두었으니 올해는 알이 꽤 굵어졌겠지.'

데글데글한 놈들을 캐어 망태기에 하나 가득 담아 올 생각을 하니 벌써부터 마음이 설레고 가슴이 뿌듯해 온다.

영감님의 발걸음이 빨라지는데 길옆에는 다 자란 벼들이 누런빛을 띠고 고개를 숙이며 추수를 기다리고 있었다.

"낟알이 이렇게 잘 여물었으니 추석 전에는 햅쌀밥을 먹을 수 있겠군."

김 영감은 여름내 땀 흘려 가꾼 곡식들을 바라보며 흐뭇한 미소를 짓는다. 올해도 풍년이었다.

논두렁 사이로 난 길을 따라 얼마큼 걸어가자 시내가 나오고 징검다리를 건너 산마루터기에 오르니 곧게 뻗은 소나무 사이로 마을 전경이 한눈에 들어왔다.

평생을 이곳에서 살았다. 그 흔한 한성 구경조차 해보질 못한 것인데 자식들 먹이고 건사하느라 한 푼이 아쉬웠던 까닭이다.

"잠깐 쉬었다 갈까?"

고개 밑에 있는 참나무 그늘에 이르자 그는 등에 지고 있던 망태기를 내려놓고 수건을 꺼내 등에 난 땀을 닦았다. 망태기 안의 작은 그릇에는 며늘아기가 정성스럽게 삶아준 감자가 몇 알 들어있었다.

"노인네 밥심으로 산다."

고 나이가 들어서인지 때를 조금만 넘겨도 기운이 빠지고 힘을 쓸 수가 없다. 젊은 시절, 한때 장사 소리를 들었던 김 영감이지만 가는 세월에는 장사가 따로 없었다.

'이제 나도 늙은 게지.'

절로 한숨이 나왔다. 김노인은 감자를 먹고 난 뒤 다시 걸음을 재촉한다. 고개를 넘고 굽이진 산모퉁이를 돌자 드디어 목적한 곳이 눈에 들어왔다.

사방에 둥굴레가 지천으로 널려 있었다. 그런데 갑자기 엉뚱한 생각이 든다.

'둥굴레야 이렇게 많으니 아무 때나 와서 캐면 되는 것이고 어디 더덕이나 한 번 찾아볼까?"

그는 밭 사이로 난 길을 따라 산을 따라 올라갔다.

'산삼이라도 한 뿌리 먹으면 힘이 날 것 같은데…'

그러나 영약이라는 산삼은 어디에 처박힌 것인지 온 산을 다 헤집고 다녔지만, 잔뿌리 하나 구경하지 못했고 망태기에는 더덕 몇 뿌리가 고작이다.

김노인은 먹다 남은 감자로 허기를 달랜 후에 산에서 내려오기 시작했다. 그런데 길을 잃었는지 이 길이 그 길 같고 그 길이 저길 같은 게 도무지 방향을 잡을 수가 없다.

'접때도 한 번 왔던 길인데 오늘 내가 왜 이러지?'

같은 길을 몇 번 돌며 한참을 헤맨 끝에 간신히 길을 찾아 처음 온 길로 들어설 수 있었다.

그러는 사이 해는 뉘엿뉘엿 떨어져 벌써 저녁때가 되었다. 발걸음을 재촉해서 허겁지겁 집을 향해 내려오는데 산모퉁이 한 편에서 한복을 곱게 차려입은 젊은 여인 하나가 다소곳이 서 있다가 김노인을 보고는 반색을 한다.

'이 산길에 여인네 혼자 무슨 일일까?'

"여기서 마을까지는 얼마나 되나요?"

서른이 채 안 되어 보이는 여인의 말씨가 참 곱다는 생각을 한다.

"마을? 마을은 여기서 한참 더 가야 하는데…"

김 영감은 대답을 하면서도 이상하다는 생각이 들었다.

"아저씨 저쪽에 내 짐이 있는데 좀 같이 들어 주실래요?"

여인이 엉거주춤 서 있는 그의 팔을 잡아끈다.

갑자기 벌어진 일이고 정신조차 몽롱해서 뭐가 뭔지 알 수는 없지만 이래서는 안 된다는 생각이 들었다. 하지만 마음과는 달리 손을 뿌리칠 수가 없다.

그렇게 얼마를 갔을까? 갑자기 여인이 돌아서더니 그를 안고 풀밭에 쓰러졌다.

여인에게서 밤꽃 향기가 풍겨왔다. 그 순간 갑자기 몸이 달아올랐고 자신도 모르게 여인의 가슴을 파고들었다. 젊은 시절의 열정이 되살아나고 아랫도리가 터져버릴 것처럼 부풀어 올랐다.

"내가 입때껏 살면서 그렇게 어여쁜 여인은 처음 봤네."

김 노인이 당시를 회상하며 감회에 젖은 눈빛으로 허공을 바라본다.

"저런! 저런! 그래, 그다음은 어떻게 되었어?"

두 영감님 얼굴이 붉어지며 입에 침이 고인다.

"한참을 그렇게 기운을 쓰고 났더니 정신이 혼미해지고 아무 생각도 나질 않더군. 구름에 몸을 실은 것처럼 붕 떠가는 느낌이었어."

꿈같은 시간이 그렇게 흐르고 얼마쯤 지났을까?

한기에 정신이 들어 사방을 둘러보니 여인은 간 곳 없고 나뭇등걸만이 가슴에 안겨 있었다.

'내가 지금 무슨 짓을 하고 있는 거야?'

기겁해서 일어서려는데 뭔 일인지 몸이 묶인 듯 움직여지지를 않았다.

"처음에는 그 여자가 나를 꽉 끌어안고 있어 그런다고 생각했지. 그런데 왠지 딱딱한 느낌이 들어서 봤더니 여자는 간데없고 웬 나무통을 끌어안고 있더라고."

"어허, 저런, 저런!"

영감님들 입에서 탄성이 터져 나온다.

"어떻게든 일어서려고 하는데 아랫도리가 꽉 끼어서 당최 움직일수가 있어야지. 정말 환장하겠더구먼. 아프기는 또 왜 그렇게 아프던지."

김 노인은 숨을 한 번 고르고 나서 다음 이야기를 이어 나갔다.

"허어, 진퇴양난이더군. 그런데 갑자기 깔깔거리며 웃는 여자 웃음소리가 들려오는 거야. 어찌나 무섭고 황당한지 사람 살리라며 소리를 지르다가 그만 정신을 잃고 말았어."

김영감이 당시를 떠올리며 몸서리를 친다.

"얼마쯤 뒤에 사람들이 웅성거리는 소리가 희미하게 들리더군. 이제는 살았구나!"

하는 마음에 있는 힘을 다해 소리를 질렀지.

"음. 그렇게 해서 홍식아범이 발견을 한 것이구면. 참 구사일생이네. 그려."

"그렇구 말고, 거 왜 예부터 사랑고개에 도깨비가 나와 사람 혼을 빼먹는다고 하지 않아?"

이 동네에는 오래전부터 그와 같은 이야기가 전설처럼 내려오고 있었다. 그러나 이런 일을 실제로 겪고 나니 다들 등골이 오싹해진다.

"그럼, 그 얘기가 사실이었던 거야?"

박 노인이 전설을 확인이라도 하듯 눈을 크게 뜬다.

"허어, 참! 그나저나 이제 사랑고개 넘어갈 때 혼자 가긴 힘들게 생겼네."

"그러게 말이야. 으스스해서 이건 원…"

박 노인이 믿기 어려운 듯 말을 마치지 못하고 고개를 젓는다.

"허허, 하룻밤 사이에 천당과 지옥을 왔다 갔다 했네! 그려."

이 노인이 허탈하게 웃으며 농을 한다.

"내 자네들 앞이니까 이런 얘기를 하지 다른 사람한테야 남사스러워 어찌 말을 하겠나. 그나저나 이제 나가서 사람들 얼굴을 어찌 보겠누, 자식들은 또 어떻고…"

김 노인이 한숨을 쉬더니 고개를 떨군다.

"도깨비한테 홀려서 그런 걸 어쩌겠어. 다 운수가 사나워서 그런 거지."

"그래. 그게 무슨 대수인가? 사내라면 그럴 수도 있는 거지."

무엇이 사내다운 것인지는 알 수 없지만 박노인이 위로하느라 옆에서 거든다.

"나 이제 잠깐 누워야 할 것 같네. 열이 나는 게 이렇게 한 번씩 기운이 떨어지네."

말을 마친 김 노인은 오한이 나는지 몸을 부르르 떤다.

"밤에 찬 공기를 쐬어서 그런 거야. 한숨 푹 자고 나면 낫겠지. 그럼 우린 그만 일어나세."

박 노인과 이 노인이 떠난 후 영감님은 다시 기운을 잃고 자리에 누웠다. 그리고는 며칠을 끙끙 앓은 끝에 간신히 기력을 회복했는데 이를 두고 영감님들은 천운이라고 입을 모았다.

"그 친구가 자기 몸을 좀 많이 아끼던가? 약초 캐러 다니면서 좋은 것을 많이 먹은 덕에 살아난 거야.

범의 눈

나이가 들면서 제마는 유랑을 나설 때 힘 좋고 똑똑한 하인을 데리고 다녔다. 여행을 하자면 옷가지며 엽전을 가지고 다녀야 했는데 이것이 무게가 있어 힘이 들 뿐 아니라 거추장스러워서 여간 불편한 것이 아니었다.

가끔 필요할 땐 어음을 쓰기도 했지만, 예나 지금이나 어음이란 불편한 것이어서 낭패를 겪을 때가 한두 번이 아니었다. 그래서 짐꾼이 필요했던 것인데 혼자 다닌 이력이 붙어서 그런지 옆에 사람이 있으면 오히려 성가실 때도 있었다.

"나으리. 어디 다녀오시게요?"

"음. 건넛마을 김진사댁에 볼일이 있어 다녀올 터이니 광석이 너는 봉놋방에서 쉬고 있거라."

"아니, 그러면 안 되지요. 제가 모시겠습니다."

"어허, 이 사람 그 다리를 해가지고 어딜 가겠다고?"

광석은 어제 주막 이웃집 장작을 패주다 나무 파편이 튀는 바람에 다리를 다쳐 걸음이 불편했다.

"쯧쯧. 거 왜 남의 집 장작은 패주다 그렇게 됐누."

"그 집 종년 상판대기가 반반하지 않습디까. 그 애 앞에서 힘자랑하다가 그렇게 된 거지 뭐."

제마의 말이 떨어지기 무섭게 주모가 입을 삐죽였다.

"아주머니는 잘 알지도 못하면서 그래요. 아무려면 제가 그래서 그랬겠어요? 만돌이 녀석이 하도 부탁을 해서 그런 거지."

"됐네. 이 사람아. 먼 거리도 아니고 나 혼자 갔다 올 터니 집에서 몸조리 잘하고 있어. 또 나대다가 다치지 말고."

"어디 가시게요? 아이구. 해 짧은 날에 어디를 가신다고. 아무튼 잘 다녀오세요. 돌석이는 걱정하지 말고."

주모가 웃으면서 배웅을 한다. 아무래도 광석에게 마음이 있는 눈치인데 저 녀석이 어디가 좋아 그런 건지 사람의 마음은 당최 알 수가 없다.

김삿갓 선생의 발자취를 찾아 정선까지 왔던 제마는 주막에서 만난 선비로부터 건넛마을 김진사댁 서재에 선생의 시가 있다는 말을 들었다.

다음 날 광석을 데리고 가도 좋았지만, 갑자기 마음이 동해서는 이렇게 혼자 길을 나선 것인데 못된 성질머리 때문인지 한 번 작정하면 잠시도 기다릴 수가 없다.

마을에 들어선 제마는 길을 물어 김진사댁을 찾았다. 김진사란 양반은 풍채 만큼이나 인심이 넉넉했는데 학식이 높고 인품이 넉넉해서 여러모로 배울 것이 많았다.

'이렇게 멀리서 찾아온 손님을 어떻게 대접해야 할지 모르겠소. 내 서재에 그 시 말고도 볼 것이 많으니 편히 쉬다 가시오.'

학자의 집답게 서재에는 각종 서책들로 가득했는데 오랜만에 책 냄새를 맡은 제마는 고향에라도 돌아온 듯 기분이 좋아져 시간 가는 줄 모르고 서책 보는 재미에 빠져들었다.

글씨가 잘 보이지 않을 무렵에서야 해가 진 줄 알게 된 제마는 하인이 차려준 저녁을 맛있게 먹고는 주인에게 작별 인사를 했다.

"하룻밤 예서 묵고 내일 가지 그러시나?"

"아닙니다. 내일은 또 할 일이 있어 오늘은 이만 가 보아야겠습니다. 후일 정선에 오게 되면 다시 찾아뵙겠습니다."

대문을 나선 제마는 바삐 발걸음을 옮겨 주막으로 향했다. 하룻밤 묵어간다고 큰일 날 것은 아니지만, 다음 날 아침 그곳에서 사귄 친구와 약속이 있었기 때문에 밤길이 불편해도 고생을 감수하고 고개를 넘기로 한 것이다.

다행히 달이 떠서 그리 어둡지는 않았고 밤길을 걷는데 별다른 불편이 없었다.

고개를 넘어 얼마쯤 걸었을까. 저 너머 주막 앞마당에 켜둔 불빛이 보이고 마을이 가까워졌다.

'이제 저 언덕만 돌아서면 되겠군.'

제마는 발걸음을 재촉했다. 추석이 가까워져 올 때라 밤공기가 쌀쌀했지만 땀이 나지 않아 길을 걷기에는 안성맞춤인 날씨였다.

'그런데 왜 이렇게 서늘한 기분이 드는 것일까?!'

문득 이상한 느낌이 들어 왼쪽 산기슭을 바라보는데 커다란 불덩이 두 개가 제마가 가는 방향을 향해 움직이고 있었다.

제마는 순간 섬뜩한 느낌이 들었다. 도깨비불 같지는 않고 천천히 움직이는 것으로 보아 호랑이 불이 아닌가 하는 생각이 들었다.

'설마! 범이 마을까지 내려왔을까.'

그러나 횃불 같은 두 개의 불은 점점 가까이 다가왔고 크기나 윤곽으로 보아 호랑이의 눈이 분명했다.

'이거 큰일 났군.'

제마는 허리춤에 손을 넣어 장도를 찾았다.

'이것으로 범의 공격을 이겨 낼 수 있을까?'

호신용으로 갖고 다니던 것이었는데 작은 칼이지만 그래도 적잖이 의지가 되는 것이 없는 것보다는 나았다.

뒤로 돌아서 도망칠 생각도 해 보았지만, 그것은 현명한 선택이 아니었다. 언젠가 사냥꾼에게 들은 말이 생각났다.

"길을 가다 산 짐승과 만나면 절대 뒤돌아서 도망치면 안 됩니다. 공격적인 짐승들은 상대가 도망가면 본능적으로 좇아가 무는 습성이 있거든요."

등을 보이면 잡아먹힐 것이 분명하다고 생각한 제마는 침착하게 앞을 향해 발걸음을 옮겼다. 불덩이는 점점 가까워지더니 이내 제마의 앞에까지 다가왔고 길옆에 서서 제마를 노려보고 있었다.

이제는 더 이상 다른 방법이 없었다. 맞서 싸우거나 주저앉아 잡아먹히거나 둘 중의 하나였다.

위기의 순간 제마는 풍랑 앞에서 당당했던 자신을 떠올렸다.

"그래. 인명은 재천이라고 누가 이기나 한번 해 보자."

제마는 어깨에 힘을 주고 아무렇지도 않은 듯 꼿꼿이 앞을 향해 나아갔다. 어차피 죽기 아니면 살기였는데 지금 이 상황에서는 다른 선택의 여지가 없었다.

푸른 불덩이가 열 보 옆에 버티고 서서 그를 노려보고 있었다. 때가 오면 한바탕 붙어볼 것이었지만 우선은 묵묵히 가던 길을 가기로 했다.

먼저 덤벼보아야 힘세고 발 빠른 짐승을 당해낼 도리가 없다고 생각한 까닭이다.

혼이 나간 탓인지 범이 웅크리고 있는 길을 지나오면서도 아무런 생각도 들지 않았다. 범은 그를 바라보기만 할 뿐 미동도 않고 있었는데 제마는 당당한 걸음으로 그 곁을 지나쳐 왔다.

범을 뒤로하고 걷는 내내 등골이 서늘했지만, 제마는 뒤도 돌아보지 않고 성큼성큼 발을 내디뎌 마을로 향했다. 마을 어귀에 들어서고 나서야 뒤를 돌아다보았는데 푸른 불덩이는 여전히 그 자리에 서 있었다. 그러더니 잠시 후 조금씩 움직여서는 산 너머로 모습을 감추었다.

제마는 부리나케 발길을 움직여 주막으로 향했다.

'대문이 잠겼나?!'

주막이 분명한데 아무리 대문을 찾으려 해도 보이지가 않는 것이다. 주막을 몇 바퀴 돌고 나서야 겨우 문을 찾아 안으로 들어갈 수 있었는데 너무 긴장해서 혼이 빠진 모양이었다.

"나으리. 물에 빠졌다 오셨어요? 온몸이 다 젖으셨네요."

마루에 앉아 제마를 기다리던 광석이 뛰어와서는 그를 보고 하는 말이다. 제마는 그제야 정신을 차리고 자신을 살펴보았다. 돌석의 말대로 머리는 물론 온몸이 땀으로 흥건히 젖어있었다.

"으응, 내가? 하하하. 아하하하!"

제마는 주막이 떠나가도록 웃어 재꼈다.

"나으리. 왜 그러세요. 실성한 사람처럼."

제마는 우물가로 다가가 두레박에 물을 가득 퍼서는 벌컥벌컥 들이마시고는 남은 물을 머리에 들이부었다.

그제야 집 나갔던 혼이 돌아왔는지 정신이 들었는데 방으로 돌아온 제마는 자리에 털썩 누워서는 멍한 눈으로 천정을 바라보았다.

"돌쇠야. 아까 무슨 일이 있었는지 아니?"

이튿날 주모는 아침 찬거리를 준비하기 위해 채마밭에 나갔다가 기가 막힌 광경을 보았다. 누구 짓인 줄은 모르지만 한 참 알맞게 자라던 배추를 모두 짓이겨서는 못쓰게 만들어놓은 것이다.

"아니, 이게 도대체 무슨 일이래. 아니 무슨 할 짓이 없어서 남의 배추밭을 이렇게 밟아놓은 거야? 이제 올해 김장은 다 했네. 다 했어. 어이구. 대체 이 일을 어떡하누?"

"저 아주머니."

돌쇠는 속이 상해 어쩔 줄 몰라 하는 주모에게 다가가 말을 걸었다.

"왜? 지금 나한테 말 걸지 마. 화가 나서 미쳐버릴 것 같으니까. 에구, 밭을 갈아엎어 다시 심을 수도 없고 이걸 어쩌나?"

"저, 그게 아니라. 아이구 나도 모르겠다. 아주머니 이 엽전이나 받으세요."

"응? 이게 무슨 엽전이야?"

엽전 소리에 주모가 얼른 돌아서서는 돌쇠의 손에 든 엽전과 얼굴을 번갈아 쳐다본다.

"잘은 모르는데, 아마 우리 나으리 친구분이 어젯밤 술에 취해서 이런 것 같네요. 대신 우리 나리가 변상하신다니까 마음 푸세요."

"어머머머. 난 그런 줄고 모르고. 아유! 나으리 진작 그런 줄 알았으면 제가 이렇게 오두방정은 안 떨었을 텐데, 그나저나 이렇게 대신 보상도 해 주시고, 고마워서 이를 어쩌나?"

"험, 험. 괜찮소. 친구의 잘못이 내 잘못이고 내 잘못이 얘 잘못 아니겠소? 그럼 난 약속이 있어서 이만."

제마는 찔리는 것이 있는지라 돌쇠를 한 번 쳐다보고는 헛기침을 하며 얼른 그 자리를 피해 밖으로 나왔다.

"저 선비는 젊은 양반이 어쩌면 저렇게 점잖고 셈이 바른지 몰라. 저런 사람만 있다면 우리 같은 사람들 삶이 한결 나아질 텐데."

주모가 제마의 뒷모습을 보며 감동을 한다.

이날 아침나절 제마는 정선비와 만나기로 약속이 되어 있었다. 그는 제마와 생각이 비슷해 여러 번 만나 의견을 주고받곤 했는데 대화가 통하는 사람을 만난다는 것은 쉽지 않은 일이어서 그와 얘기를 나눌 때면 시간 가는 줄을 몰랐다.

토론이 끝난 다음에는 바둑판을 앞에 놓고 수 겨루기를 즐겼는데 토론 못지않게 즐거운 것이 바둑 내기였다.

"이번 판은 내가 이긴 것 같으이. 오늘은 자네가 졌으니 한 잔 내는 거야. 알았지? 하하하!"

바둑에서 이긴 정선비가 호쾌하게 웃는다.

"내가 요즘 속이 안 좋아서 술은 그렇고, 그 대신 술값을 대신할 만한 이야기를 해 줌세."

"도대체 어떤 이야기기에 술맛보다 낫다는 것인지 어디 한 번 들어나 보지."

"음, 그러니까 말이지."

제마는 어제저녁 자신이 겪었던 무용담을 털어놓았다. 워낙 극적이고 사실적인 내용이라 달리 보태고 뺄 것도 없었는데 얘기를 모두 듣고 난 친구는 놀라서 입을 다물지 못한다.

"자네 정말 큰일 날 뻔했네. 얼마 전에도 행인 하나가 그 고개를 넘다가 사라져서 걱정을 하고 있었는데 아마 그놈 짓이 분명할 걸세."

"어허. 그럼 내가 사선을 넘어왔다는 말이 아닌가?"

"음. 아마 사람 맛을 본 놈이 또 사람을 해치려 나타났다가 자네 기세에 눌려 그냥 돌아간 것 같네."

정선비의 말이 맞는지는 알 수 없으나 이후 다시는 그 마을에 범이 나타나지 않았다고 한다.

　동네 사람들은 사람을 쉬운 먹이로 생각했던 범이 제마와의 기 싸움에서 눌린 뒤 사람에게 두려움을 가졌기 때문이라고 짐작했다. 옛말에 호랑이에게 물려가도 정신만 차리면 된다고 했는데 빈말이 아니었던 셈이다.

동생 이섭중의 죽음

동무에게는 배다른 형제가 둘 있었다. 아버지의 두 번째 부인 김씨가 낳은 섭중과 섭노였는데 그중 첫째가 이섭중이다. 섭중은 아버지를 닮았는지 몸이 허약해서 그만 36세의 젊은 나이에 병석에 눕게 된다.

"힘을 내게 아우. 어서 일어나 몸을 추슬러야 하지 않겠나?"

"아무래도 나는 힘들 것 같소. 형님."

자신의 죽음을 예감한 섭중은 동무를 보며 이렇게 말했다.

"그동안 살갑게 대하지 못해서 미안해요."

"미안은, 오히려 내가 잘하지 못해 미안하네. 아우."

동무는 자신보다 나이 어린 동생이 이렇게 무너져가는 것을 보며 가슴이 찢어지는 듯했다. 그래도 명색이 의원인데 동생의 병을 고치지 못하는 자신의 능력을 한탄하며 가슴을 쳤다. 자신이 행운아라면 동생 중섭은 그 행운의 피해자였다.

사회적 규범대로라면 정실부인이 낳은 섭중이 장자가 되어야 마땅했지만, 할아버지 이충원은 동무를 편애한 나머지 섭중을 둘째로 돌려세우고, 서출인 동무를 적자로 삼아 재산 대부분을 동무에게 물려주었다.

나이가 어릴 때는 할아버지의 편애로 상처받았고 성장해서는 재산을 잃은 상실감에 의욕을 잃은 섭중은 동무가 한없이 원망스러웠다.

심지어 자신의 친동생인 섭노마저 자신보다 동무를 더 따랐으니 섭중의 외로움은 말할 나위 없이 컸다.

몇 달 전에는 사랑하던 큰아들 이시규마저 병을 얻어 세상을 떠났다. 자식을 먼저 보낸 아비의 마음이 오죽이나 참담했을까.

삶의 의지가 없던 섭중은 결국 열흘 뒤 서른 여섯의 나이로 세상을 뜨고 만다.

동생을 떠나보낸 동무의 슬픔을 컸다. 섭중의 죽음을 보면서 어린 시절 젊은 나이로 세상을 하직한 아버지가 떠올랐고 이어 스물둘의 나이로 병사한 첫째 부인이 생각났다.

"내게 병을 치료할 힘이 있었다면 모두들 그렇게 가는 것을 막을 수 있었을 텐데…"

의술을 익힌 그는 한때 모든 병을 치료할 수 있다는 자신감을 갖고 있었다. 그런데 이렇게 허무하게 어린 조카와 동생을 잃고 보니 자신의 체질 진단에 대한 의구심마저 들며 의기소침해지는 것이다.

"약을 잘못 쓴 것일까?"

아무리 생각해도 알 수가 없는 일이었다. 동무는 체질을 찾아 시험하던 시절의 일들을 생각하며 동생을 죽음으로 몰고 간 병의 원인을 찾으려 애썼다.

첫째 부인을 병으로 보내고 난 뒤 한동안 시름에 잠겨 탄식을 했고 현실을 부정하며 술에 빠져 지낸 적이 있었다. 집에 있기가 답답한 나머지 또다시 유랑길에 올랐고 불규칙한 생활과 과음이 이어졌는데, 그 끝에는 고약한 위장병이 그를 기다리고 있었다.

기름진 음식을 피하고 분노하는 감정을 다스리면서 병에서 벗어날 수 있었다. 그 덕에 의술을 배워 의원이란 이름까지 얻게 된 것인데 이 과정에서 그는 사람에게는 각각 태어날 때부터 갖고 나온 체질이 있다는 것을 깨닫게 된다.

자신을 괴롭힌 병과 가족을 불행으로 몰고 간 병들이 사상체질이란 체질의학을 완성하는 동기로 작용한 것이다.

유랑의 끝

'나에 대한 원망이 저런 병을 만들었을 테지! 할아버지는 대체 내가 뭐라고 그렇게 감싸며 정을 쏟았던 것일까?'

동생의 죽음을 생각하며 동무는 한숨을 쉬었다. 아무리 생각해도 자신을 향한 할아버지의 마음을 이해할 수가 없었다. 자신의 사촌은 한참 어린 나이에 벼슬을 하지 않았던가?

꿈대로라면 지금쯤 뭔가 이룬 것이 있어야 했지만, 나이 사십이 다 되도록 아무것도 해 놓은 것이 없으니 절로 한숨이 나오고 자신의 모습이 한심해 보이는 것이다.

"넌 큰 인물이 될 것이니 포부를 크게 갖고 살아야 한다."

조부는 동무를 볼 때마다 머리를 쓰다듬으며 이런 말을 했다. 어렸을 때는 그 말에 자부심을 느끼며 좋아한 적도 있다. 하지만 나이가 들고 철이 들면서 조부의 말은 짐이 되어 어깨를 짓눌렀고 지금까지 그를 얽어매는 사슬이 되고 말았다.

남들은 팔자가 좋아 전국을 유람하고 다닌다며 부러운 눈으로 그를 바라봤지만 풀리지 않는 운명의 실타래를 견뎌내려면 그 방법 외엔 다른 길이 없었다.

가족들이 그를 대놓고 압박한 적은 없지만 오랜 예언과 기대에 부응하지 못하는 자신을 생각하면 집 안에선 숨조차 편히 쉬기 어려웠는데 그나마 의술을 배워 환자를 치료하는 일로 위안을 삼았다. 의원이 되고 싶다는 생각을 해 본 적은 없지만, 병마에 짓눌려 신음하는 환자를 고치고 나면 성취감과 함께 큰 보람이 느껴졌다.

'세상엔 못된 일만 일삼다가 남에게 해를 끼치다 죽는 사람도 많다. 그런데 의술을 통해 몇 사람이라도 구할 수 있다면 내가 세상에 나온 의미로 충분하지 않겠는가?'

그러나 이 같은 생각은 자기만족에 불과할 뿐 집안의 기대를 충족할 수는 없었다.

어릴 때부터 주어진 부채가 있었다. 조부의 은혜에 보답하고 형제의 아픔을 보상하기 위해서는 벼슬길에 나가는 방법 외에 다른 대안이 없었다.

'벼슬을 해야 큰일을 해서 자신의 뜻을 펼치고 큰 사람이 될 것이 아닌가?'

그것이 나라와 백성을 위하고 집안과 자손 앞에 위신을 세우는 일이었다. 그러나 기회는 쉽게 주어지지 않았다.

여건이 주어지지 않아 환경에 순응하였을 뿐 사실 동무의 꿈은 무인이 아니었다. 그동안 닦은 학문과 자신의 재능을 발휘하기 위해서는 문관이 되어 조정에 출사하는 것이 좋다고 생각을 갖고 있었다. 그러나 이 같은 꿈을 이룰 수 없었던 것은 당시의 정치 상황 때문이다.

당시 조정에서는 노골적으로 함경도 출신의 인재 등용을 꺼렸다. 조선을 건국한 이성계의 사례에도 나와 있듯 본래 기질이 강한 사람들은 성질이 불같아서 전쟁이 일어나면 나라를 위해 용감하게 싸우다가도 마음에 거슬리면 상을 뒤엎듯 판을 깨고 반항하는 습성을 갖고 있다.

이런 이유로 조정에서 함경도 출신의 인재등용을 마땅치 않게 여겼던 것인데 함흥 출신이었던 동무 역시 그 벽을 깨기는 어려웠다.

향시에 장원했을 만큼 학문이 뛰어났던 동무가 무인의 길을 택한 것도 그 때문이었는데 만약 관직에 나갈 기회가 일찍 주어졌다면 이처럼 나이 사십이 되도록 방황을 할 이유도 없었을 것이다.

이제마 선생의 호로 알려진 동무는 '동쪽 지방의 무인'이란 뜻이다. 어릴 때부터 무인이 되고 싶어 이와 같은 이름을 지었다는 얘기는 사람들의 상상력이 지어낸 이야기일 뿐 사실이 아니었다. 동무란 이름은 무인이 된 이후에 지은 것인데 그의 갈등과 방황을 짐작할 수 있는 부분이다.

병마절도사 김기석과의 만남

39세가 되던 해 나라에서는 과거를 실시했고 동무는 시험에 급제하여 다음 해에 무위별선군관이란 관직을 제수받게 된다. 무과에 관심이 없던 그가 무과에 응시한 것은 함경도 병마절도사로 있던 김기석의 권유 때문이다.

김기석은 함흥에 부임한 뒤 자신이 다스릴 고을을 돌아보게 된다. 근무를 마치고 그는 형방과 함께 산책 삼아 순시를 나섰는데 산기슭 한쪽에 자리 잡고 있는 고택을 지나던 중 그 집에 사는 사람들이 누구인지 관심을 갖게 된다.

"대궐 못지않게 잘 지어진 집이군. 이 댁에 사는 사람들은 대체 누구기에 이처럼 큰 집을 짓고 사는 것인가?"

"이 댁은 연천 현감이신 이반구 나으리 댁입니다요. 대대로 높은 벼슬을 지낸 분들도 많고 함흥에서는 명문가로 이름이 나 있습지요."

동행하던 형방이 그에게 설명을 했다.

"그럼 그 분이 지금 여기 계시는가?"

"어딜요. 그분은 연천에 머무르고 있고 지금은 이 집안의 장자인 이제마라는 양반이 살고 있습니다. 그런데 그 양반이 좀 별나서 한시도 집에 있질 않고 전국을 떠돌며 유랑을 하며 산다고 합니다."

"그런가? 그럼 만나기가 매우 어렵겠군."

"그렇지도 않습니다. 들리는 말로는 얼마 전부터 집에 돌아와 있는 것으로 알고 있습니다."

"그런데 자네는 어떻게 이 집 사정에 대해 그리 잘 아는가?"

"함흥에 살면서 이 댁을 모르면 함흥사람이 아니지요. 특히 이제마라는 양반은 기이한 행동을 많이 해서 항상 얘기가 많습니다."

"기인이라?"

"네. 잘은 몰라도 재주가 비상해서 앉아서도 천 리를 본다는 얘기가 있습니다."

"음. 그래?

김기석의 얼굴에 화색이 돌았다. 비상한 재주를 갖고 있다는 말에 흥미를 느낌 것이다.

"그럼, 어디 들어가서 그 사람을 한 번 만나보세나."

"네. 분부 모시겠습니다. "

형방은 곧장 대문 가로 가서 문을 두드렸다. 잠시 후 젊은 하인이 문을 열고 나왔다.

"이 분은 병마절도사인 김기석 나리인데 이 집 주인을 만나 인사를 하고 싶으시다니 냉큼 안내하거라."

"네. 알겠습니다요. 이리 들어오십시오."

병마절도사라는 말에 하인이 황급히 달려가 동무에게 사정을 알렸다.

잠시 후 의관을 차려입은 동무가 나타났다.

"저는 이제마라고 합니다. 그런데 병마절도사께서 저의 집에는 웬일로 납시었습니까?"

"별일은 아니오. 내가 부임한 지 얼마 안 되어 순시를 나왔다가 이

집 주인의 명성을 듣고 얼굴이라도 뵐까 해서 들른 것이오."

"그렇습니까. 그럼 이쪽으로 드시지요."

"그럼, 저는 밖에서 기다리도록 하겠습니다. 두 분 말씀 많이 나누십시오."

형방이 꾸뻑 인사를 하며 말했다. "

"그러십시오. 돌쇠야 이분을 잘 모시도록 하거라."

동무는 하인에게 형방을 대접하도록 지시하고 손님과 함께 안으로 들어갔다.

"이 집의 주인이 이렇게 젊은 사람인 줄 몰랐소이다."

"저 하나의 집은 아니고 대대로 여러 가족이 모여 살고 있습니다."

잠시 후 저녁상을 겸해 다과와 함께 술상이 차려졌다.

"제가 한 잔 따라 올리겠습니다."

동무는 절도사에게 술을 권했다. 그렇게 술이 몇 잔 돌아가고 나자 그들은 이내 격이 없이 마음을 터놓고 이야기를 하게 되었는데 절도사는 동무의 유랑생활에 관심을 보였다.

"내가 한양에서 함흥으로 발령을 받았을 때 매우 기뻤소. 젊을 때부터 이곳저곳 다니면서 세상 구경을 하고 싶었는데 과거에 매달리다 보니 그것이 마음대로 되질 않습디다."

"유랑도 다 팔자에 있어야 하지요. 유랑을 꿈꾸는 사람은 많지만 실행으로 옮겨지는 경우가 얼마나 되겠습니까?"

"그래서 말인데 오늘 이렇게 만난 김에 그동안 유랑을 하면서 겪었던 일에 대해 들려주겠소? 간접 경험이라도 하게 말이오."

동무는 절도사의 격의 없는 태도가 맘에 들었다. 공부를 많이 한 사람이라 그런지 예의가 바르면서 소탈한 데가 있어 호감이 갔던 것인데 오랜만에 뜻이 맞는 사람을 만나서인지 동무는 흥이 올랐다.

"내가 정선에 갔을 때인데 그곳에서 한밤중에 호랑이와 마주치지 않았겠습니까."

"그래요. 그래서 어떻게 되었습니까?"

절도사는 호랑이와 마주쳤다는 말에 부쩍 흥미를 느끼며 다가서는 것인데 동무는 호랑이를 만났던 사건과 함께 이전에 유랑을 하며 겪었던 여러 가지 사건을 이야기하며 모처럼 즐거운 시간을 보냈다.

이후 김기석은 동무의 호탕함에 매력을 느껴 그의 집을 자주 찾아 환담을 나눴는데 어느 날 그는 중대 결심을 하고 동무에게 다음과 같은 제안을 한다.

"내가 자네보다 여덟 살이 위이긴 하나, 이렇게 서로 뜻이 잘 맞으니 이제부터 우리 친구로 지내도록 하세."

"한참 동생인 제가 그래서야 되겠습니까? 안될 말이지요."

동무는 정중하게 그의 제안을 거절했다.

"이 사람아. 서로 뜻이 같은데 나이가 무슨 대수인가? 내 자네랑 좀 더 가까워지고 싶어서 그런 것이니 부디 내 뜻을 받아주게나."

김기석의 진심을 느낀 동무는 더는 거절 못 하고 그의 뜻을 존중해서 허물없는 친구로 지내게 된다.

동무는 관상에도 능해서 그가 큰 인물임을 한눈에 알아봤다. 그러나 자칫 아부로 보일까 봐 말을 아껴왔는데 하루는 그와 만난 자리에서 예언을 한다.

"내가 단언하는데 자네는 머지않아 판서가 될 것일세."

"판서? 이렇게 한직에 나와 있는 내가 판서가 되다니 못 믿을 말이로군."

김기석은 동무의 말을 덕담이라고 생각했지만 이후 판서가 된 다음에야 그의 혜안에 감탄하며 혀를 내둘렀다.

그런 그가 동무를 곁에 두고 싶었던 것은 당연한 일이었다. 8년 후 김기석은 병마절도사의 소임을 마치고 돌아가면서 동무에게 과거에 응시할 것을 권했다.

"이번에 한양에서 과거가 시행될 예정이네. 무과에 급제한다고 큰 직책이 주어지는 것은 아니지만, 곧 좋은 자리로 승전할 기회가 주어질 것이니 꼭 응시하도록 하게나."

동무는 한동안 망설이다가 그의 말에 따라 무과에 응시하고 시험에 합격하여 군관의 직책을 맡게 된다.

예나 지금이나 줄을 잘 서야 앞길이 열리는 법인데 이후 김기석은 동무가 중요한 관직에 나아갈 때 큰 힘이 되어준다.

사람이 사람을 알아보지 못하면

동무는 어려서부터 학문이 높았고 정치에 뜻이 있었기 때문에 할 수만 있다면 조정에 출사해서 백성들의 삶에 기여할 수 있기를 바랐다. 하지만 기회는 좀처럼 오지 않았는데 서출이라는 그의 출신이 발목을 잡았다.

'큰일은 개뿔.'

동무는 자신이 평범한 사람이라도 되었으면 좋다고 생각했다. 밖으로만 떠도는 자신의 인생이 한심했던 것인데 동생과 조카를 병으로 잃고 나서는 더욱 마음이 침울하고 무기력해지는 것을 느꼈다.

이런 상황에서 친구인 김기석의 제안은 국면을 전환할 수 있는 계기가 되었다.

평소 무예를 좋아했고 유랑생활을 할 때 닦은 무술 실력이 있었기 때문에 무관이 되는 것도 나쁘지 않다고 생각했다. 스스로 동무라는 호를 지어 부른 것도 이때부터였는데 주어진 업무에 충실하기 위해서는 마음을 새롭게 다질 필요가 있었다.

"나라와 백성을 위하는 길에 문관, 무관이 따로 있겠는가? 주어진 일에 충실하면 그것이 모두를 위한 것이지!"

무위별선군관은 대전을 호위하는 임무를 맡고 있었기 그 때문에 위엄 있는 용모와 뛰어난 무술을 갖추고 있어야 했다. 다행히 동무는 무예도 출중했고 친구인 김기석이 어영청의 대장으로 있었기 때문에 어렵지 않게 심사를 통과할 수 있었다.

마땅치 않은 일이기는 하지만 사람이 성공하려면 귀인을 만나야 한다. 실력은 인물이 갖추어야 할 기본 조건이고 이처럼 앞에 나서서 길을 인도하는 조력자가 있어야 큰일을 할 수 있는 것이다.

동무는 한양에 있는 김기석의 집에 머무르게 되는데 다시 몇 년의 세월이 흘러 동무의 나이도 사십 대 중반을 넘어가고 있었다.

성문수비대장이 작은 직급은 아니었지만 큰 그릇을 타고 난 동무의 야망을 담기엔 턱없이 부족했다.

"자네도 이제 조정에 출사할 때가 되었지?"

함께 술을 마시던 기석이 넌지시 동무의 마음을 떠본다.

"나 같은 사람에게 그것이 가능하기나 한 일인지 모르겠군. 공연한 일에 기운 빼지 말게나."

동무는 한숨을 쉬더니 술잔을 들이마신다.

"그래도 한 번 기다려 봄세. 또 아는가? 좋은 일이 있을지."

기준은 보면 볼수록 동무의 재주가 아까웠다.

'저런 인재가 조정에 있어야 이 난국을 타개할 수 있을 텐데.'

일본이 강화도조약을 강요하고 일본영사관이 설치되는 등 나라 안팎으로 크고 작은 일이 많을 때였다.

다음 날 기석은 어전에서 고종을 알현하고 동무를 추천한다.

"소인이 오래 함께하며 지켜본 바에 의하면 동무란 사람은 학식이 높고 지혜가 있어 쓰임새가 클 것이옵니다."

"그런가? 그런데 아직 이렇다 할 직책도 없는 사람이 아닌가? 그런 사람을 요직에 앉힌다는 것은 무리가 있을 것 같은데."

고종이 망설이자 영상대감이 나서서 제안을 한다.

"제가 한 번 그 사람을 만나보겠습니다. 만나서 사람됨이 어떤지 살펴보도록 하지요."

이렇게 해서 다음 날 동무는 그의 아들 기준과 함께 영상대감 집을 방문하게 된다.

"이제마라고 합니다. 영상대감."

"음. 그래? 어서 오게나."

그런데 동무가 그를 보니 앉은 자세도 삐딱하거니와 사람을 대하는 태도가 불손한 것이 한 나라의 재상이 취할 행동이 아니었다. 동무는 앉으라는 대감의 말을 무시한 채 벽에 걸린 액자를 쳐다보며 딴청을 부렸다.

"어허, 이 사람이?"

김대감 역시 동무의 태도가 맘에 안 들었는지 목소리를 높인다. 그러나 동무는 그 말에는 아랑곳하지 않고 차분한 목소리로 대꾸한다. "짐승도 제 종족은 알아보는 법인데 사람을 알아보지 못하니 어찌 한 자리에 앉을 수 있겠습니까?"

그 말인즉 사람 같지가 앉아 마주할 수 없다는 뜻이다. 되로 주고 말로 받은 셈인데 그 말을 듣고 난 김대감은 화를 내기는커녕 껄껄 웃으며 자리에서 일어나 동무를 정중히 맞았다.

"포도대장 영감이 자네 칭찬을 많이 하기에 대체 어떤 사람인가 하고 한 번 떠본 것일세. 초면에 사람을 알아보지 못하고 실수를 했으니 사과를 하겠네. 이제 그만 마음을 풀고 이쪽으로 앉으시게나."

그제야 동무는 그의 앞에 마주 앉았다.

"으흠. 요즘 나라 안팎으로 돌아가는 정세가 심상치 않네. 이럴 땐 어떻게 해야 하는 것이 옳다고 보는가?"

요샛말로 면접을 보고 있는 것인데 동무는 김대감의 비위를 맞출 생각은 않고 오히려 속을 후벼 파는 말로 대꾸를 한다.

"요새 날이 가물어 청계천에 나가보면 온갖 쓰레기들로 악취가 코를 찌릅니다. 이 문제를 해결하려면 위쪽에 있는 보를 터서 모조리 쓸어버려야 물이 맑아지고 깨끗해지지 않겠습니까?"

김대감의 얼굴이 굳어졌다. 청계천은 나라를 뜻하고 물길을 막고 있는 것은 조정의 간신배들이니 나라가 바로 서기 위해서는 모조리 물갈이를 해야 된다는 뜻이다.

이 말은 해석하기에 따라서 큰일로 번질 수 있었다. 조정의 대신들을 모조리 갈아엎고 새 사람들을 앉혀야 한다는 뜻으로 받아들일 여지가 있었다. 역심을 품지 않고서는 할 수 없는 말이다.

한쪽에 앉아 그 얘기를 듣고 있던 기준의 얼굴이 붉어졌다. 감히 영상대감 앞에서 그런 불손한 말을 하다니 이런 도발이 어디 있단 말인가?

사실 이 말을 뱉고 나서 동무도 너무 과했다는 생각이 들었다. 어차피 되지 않을 일 염장이나 질러보자고 한 말인데 이미 엎질러진 물이다.

"그럼 더 물으실 말이 없으면 그만 물러가겠습니다."

"음. 그래."

영상대감은 충격을 받은 나머지 다른 말은 물을 엄두도 못 내고 면접을 마쳤다. 동무가 돌아가고 나자 김대감은 한동안 자리에 앉아 꼼짝도 하지 않았다.

'이놈이 지금 나를 욕보인 것이 아닌가?'

순간이지만 치가 떨려서 참을 수가 없었다. 그러나 간단한 일이 아니었다. 자칫 하다가는 여러 사람이 목숨을 잃고 조정이 뒤집힐 판이다.

무엇보다 동무라는 사람의 눈빛이 마음에 걸렸다. 자존심도 상하고 인정하고 싶진 않지만, 함부로 해코지했다간 자신이 큰일을 당할 것 같은 알 수 없는 느낌이 엄습해 오는 것이다.

한편 집으로 돌아온 기준은 아버지에게 달려가 김대감 집에서 일어난 일을 이실직고했다.

"어허, 이 사람 도대체 무슨 짓을 한 거야?"

전후 사정을 듣고 난 기석은 기겁을 했다. 다른 사람도 아니고 나라의 재상에게 그런 욕을 보이다니 당최 이해가 가질 않았다.

"그럴 사람이 아닌데 대체 무슨 맘으로 그런 짓을 한 것일까?"

동무를 만나서 까닭을 알아보고 싶었지만 어디로 갔는지 그의 모습은 보이지 않았다.

"그보다 먼저 영상대감을 찾아가서 사죄를 드려야 하지 않겠습니까?"

기준도 걱정이 되는지 아버지를 채근한다. 잘못은 동무가 했지만 그를 천거하고 한집에 살고 있으니 그 불똥이 자신들에게 튈 것은 너무나 자명한 일이었다.

"그렇지. 그게 우선이지."

기석은 황급히 의관을 챙겨 입고 영상대감 집으로 향했다.

"좀 더 빨리 갈 수 없는가?"

기석은 가마꾼을 재촉하면서 남이장군의 일을 떠올렸다. 재수가 없으면 글자 하나를 잘 못 써도 역적으로 몰리는 세상이었다. 가는 내내 온갖 나쁜 생각이 그를 괴롭혔다.

도대체 왜 그런 행동을 했는지 원망스러웠고 친구를 잘 못 천거한 자신의 행동이 그렇게 후회될 수가 없다.

'모진 놈 곁에 있으면 함께 벼락을 맞는다더니 내가 그 꼴이 되었

구나!'

기석은 가마에서 내리자마자 대문을 두드려 영상대감을 찾았다.

"아버님은 등청한다고 나가셨습니다."

그의 아들이 나와 이렇게 말했다.

"내가 한발 늦었구나!"

기석의 마음이 바빠졌다. 그렇지 않아도 영상대감과는 소원한 사이여서 더 애가 타는 것인데, 그가 고종에게 무슨 말을 할지 몰라 겁이 났다.

기석은 가마에서 내려 어전을 향해 바삐 움직였다. 그때 마침 어전에는 김대감이 한 발 먼저 당도해서 고종과 마주하고 있었다.

"그래. 이제마라는 사람은 만나 보았소?"

고종이 김대감에게 물었다.

기석의 낯빛이 어두워졌다. 그러나 그런 사정은 아랑곳없이 김대감은 동무를 만난 일을 고종에게 아뢴다.

"제가 그 사람을 만나보았더니 통이 크고 지혜가 넘쳤습니다. 그러나 경험이 적으니 우선 성문 수비대장에 앉힌 뒤에 좀 더 살펴보기로 하시지요."

"허허. 그러하던가? 그럼 영상이 알아서 하도록 하시오."

잔뜩 긴장했던 기석은 사지에서 돌아온 사람처럼 온몸에 기운이 빠졌다. 어전을 나오던 중 그런 기석을 보며 김대감이 말했다.

"참 대단한 사람을 곁에 두었더구먼. 보통 사람이 아닌듯하니 영감이 애를 많이 써야 할 걸세."

집에 돌아온 기석은 동무를 만나 그런 짓을 한 까닭을 물었다.

'내가 자네 때문에 오늘 얼마나 긴장을 했는지 아나. 대체 영상대감에게 왜 그런 말을 한 건가?"

"그의 관상을 보니 그릇은 큰 사람이나 교만함이 있어서 조만간 자네에게 해를 끼칠 위인이더군. 그래서 미리 기를 눌러두었던 것인데 신중한 사람이라 함부로 행동하지는 않을 것이네."

"음. 그랬는가? 사실 나도 영상을 경계해서 가까이하지 않고 있었네."

기석의 마음이 다소 누그러졌다. 동무의 사람 보는 눈은 정확해서 지금까지 한 번도 어긋나는 일이 없었는데 그것을 잘 아는 기석은 고개를 끄떡이며 수긍을 한다.

"이 사람아. 누울 자리를 보고 다리를 뻗으라고 아무려면 내가 계산도 없이 그런 일을 벌이겠는가?"

아직도 얼굴이 창백해 있는 기석을 보며 동무가 웃으며 말했다.

"그렇게 깊은 뜻이 있었나? 아무튼 오늘 십 년은 감수했네."

기석은 그제야 마음이 놓이는지 마루에 앉아 긴 숨을 토해냈다.

"칼끝이 무딜 땐 송곳을 써야 하는 법이네. 두고 보게나. 이제부터는 영상대감이 자네의 뒷배가 되어 줄 테니."

후일 기석은 영상의 도움으로 형조판서가 되는데 동무의 처세가 있어 가능한 일이었다. 기석은 이 일로 동무의 배짱과 혜안에 다시한 번 감탄했다.

한 편 영상대감은 집에 돌아와 뒤뜰에서 난을 어루만지고 있었다.

"저렇게 대가 센 사람을 멀리하면 위험할 수도 있지. 찍어낼 수 없다면 가까이 두고 내 사람으로 만드는 것이 상책인 게야."

만석이의 슬픔

하루는 동무의 집에 집사로 있는 광석이란 사람이 자신의 동생을 데려와서 인사를 시킨다.

"제 아우 만석이인데 일꾼들 관리하는 일을 맡겼으면 합니다."

"음. 집안일이야 지금까지 자네가 알아서 잘 해오지 않았는가? 자네 뜻대로 하게나."

"네. 감사합니다. 대감마님."

두 형제는 동무에게 머리 숙여 감사의 인사를 했다.

만석은 함흥에서 조금 떨어진 홍원군에 살고 있었는데 병든 아내와 딸이 둘 있었다.

그의 아내는 저잣거리에 나가 과일이며 푸성귀를 팔아 생계를 꾸려가고 있었는데 갑자기 열이 나고 기운이 떨어지는 증상을 보여서 의원을 찾아갔더니 폐병이라고 했다.

폐병은 전염성인 데다 쉽게 낫는 병이 아니었다. 아이들의 건강이 걱정된 만석은 하는 수 없이 미정이와 미순이 자매를 데리고 형님이 있는 함흥으로 돌아왔다.

"그래 어서 와라. 객지에서 고생 많았다."

만석의 처지를 잘 아는 광석은 동생을 따뜻하게 맞아주었다.

"어서 오세요. 아주버님. 동서는 좀 괜찮대요? 에이구. 애들 가엾

어서 어쩌나."

"어허, 이 사람 아이들 앞에서…"

광석이 아내를 나무라며 말을 막았다.

"그래, 잘 왔다. 아이들은 애 엄마가 보살필 터이니 맘 잡고 다시 일을 시작해 보거라."

집에 도착하자 아빠의 형님 되는 광석이 동생의 어깨를 감싸며 위로를 했다.

"여태 뭐하다 이제야 온 거야. 이놈아! 에구, 내 새끼들."

할머니가 아들의 손을 잡고 눈물을 흘린다.

"너희들 할머니 할아버지께 인사 안 하고 뭐하니?"

아이들은 손가락을 입에 물고 멋쩍어하는데 본 지가 오래되어 낯선 탓이다.

"죄송합니다. 아버님. 제가 자주 찾아뵈었어야 했는데…"

"괜찮다. 날씨도 차가운데 그만들 들어가자."

광석의 아버지도 마음이 착잡한지 작은아들의 등을 다독이며 위로를 한다.

다행히 방이 여러 개라 그들은 한 집에 묵으며 함께 생활하는 데 문제가 없었다. 광석의 아내는 아이들을 씻기러 우물가로 가고 형제는 방 안으로 들어가 대화를 나눈다.

"형님 죄송합니다. 이렇게 신세를 져서."

"무슨 소리냐. 그게. 형제끼리 돕고 살아야지. 그나저나 제수씨가 걱정이구나."

"장모님이 혼자 계셔서 돌보는 것은 문제가 아닌데 병이 병인지라 그것이 걸리네요."

"그러게 말이다. 아무튼 너도 엄마 없는 자식들 보살피느라 힘들었을 텐데 당분간 아무 생각 말고 쉬고 있거라. 네가 있을 만한 곳은 내가 알아볼 터이니."

"고맙습니다. 형님."

광석이 나가고 얼마 뒤 아이들이 들어왔다.

"미안하구나. 다 내 탓이다. 내가 가진 것이 없어 너희에게서 엄마를 떼어 놓았구나."

만석이 눈물을 글썽이며 어린 자매를 끌어안는다.

"아빠!. 흐흐흑─"

두 자매가 아빠 품에 안겨 우는데 어린 미정이가 손등으로 눈물을 훔치며 야무지게 말했다.

"아빠 울지마. 내가 이 담에 돈 많이 벌어서 엄마 데려올게."

그렇게 마음 아픈 시간이 흘러가고 6개월이 지난 어느 날, 만석의 아내는 끝내 병을 이겨내지 못하고 외갓집에서 한 많은 세상을 하직하고 말았다.

외할머니는 아이들을 불러오려고 했지만 만석의 아내는 그런 어머니를 극구 말렸다고 했다. 일설에 의하면 폐병은 죽을 때 병 기운이 밖으로 몰려나온다고 했다.

이 때문에 장례마저 변변히 치를 수 없었던 만석은 아내를 지게에 져다 묻은 후 혼자 집으로 돌아왔다.

'애들에게 이 사실을 어떻게 말해야 하나?'

어린 자식들이 받을 충격을 생각하니 만석은 차마 입이 떨어지지를 않았다.

이 말을 들은 광석은 역정을 냈다.

"아무리 그래도 그렇지. 제수씨를 그렇게 혼자 보낸다는 것이 말이 되는 소리냐?"

"죽은 사람은 불쌍하지만 그래도 산 사람은 살아야 하지 않겠습니까? 용서하세요. 형님."

"아이구. 휴우—

광석은 한숨을 쉰다.

"아주버님. 너무 상심하지 말아요. 그것이 동서 뜻이었다니, 다 우리를 생각해서 그런 것 아니겠어요? 두 분 모두 너무 서운해 말아요."

광석의 아내가 눈물을 훔치며 말했다.

"그나저나 이제 아이들이 알면 무척 슬퍼할 텐데 이를 어쩌죠?"

"저, 형수님. 죄송한 말이지만 당분간 아이들에게는 알리지 않았으면 합니다. 제가 힘들어서요."

"네? 엄마가 죽었는데 자식이 모르면 어떡해요. 아주버님. 그건 사람 도리가 아니죠."

"허어. 이 사람. 왜 이렇게 말을 못 알아듣나? 아이들이 조금 큰 다음 알리자는 거지. 이미 장례도 치른 마당에 그게 뭐 대수인가?"

"아, 네. 알았어요. 그렇게 할게요. 저 이는 내가 무슨 말을 못 하게 해."

결국 어른들은 아이들이 클 때까지 엄마가 죽었다는 것을 감추기로 했다.

아이들이 온 지도 한 달이 지나고 집에서는 전에 없던 일이 자주 발생했다. 돈이 없어지기 시작한 것이다.

"참 알다가도 모르겠네. 여기 놔둔 것이 어디로 갔을까?"

장을 보기 위해 장롱 서랍에 넣어둔 돈이 없어진 것인데 광석의 아내 충주댁이 알 수 없다는 듯 고개를 갸우뚱거린다.

'지난번에도 밤 한 자루 판 돈이 없어졌는데… '

아무리 생각해도 짐작이 가는 데가 없으니 답답한 노릇이다.

'혹시 이 애들이? 아니, 아니냐.'

충주댁은 그럴 리가 없다며 머리를 젓는다.

'내가 둔 곳을 잘 몰라 이러는 것이겠지'

다시 정신을 차려 기억을 더듬어보지만 결국 제자리였다. 가뜩이나 정신이 없는데 머리가 복잡해진다.

'이러다가 정말 내가 몹쓸 년이 되고 말지!'

그렇지만 아무리 생각을 해봐도 애들 말고는 의심 가는 데가 없었다.

'애들을 불러서 닦달해볼까?'

하지만 쓸데없는 짓이다. 증거도 없이 애들을 잡았다가는 못된 큰어미라고 덤터기만 쓰게 될 뿐 이득 될 것이 없었다.

더군다나 미정이 고것은 나이는 어려도 속이 빤하고 영악스러워서, "내가 훔치는 것 큰 엄마가 봤어요.?" 하며 따져 물을 것이 분명하다.

엊그제도 이웃집 영덕이네서 가져온 홍시 몇 개가 없어졌기에 네가 먹은 게 아니냐고 물었다가 어린 것한테 된통 당했다.

"아까 보니까 희남이가 세 개 먹고 큰 엄마가 두 개 먹었잖아요. 언니와 난 한 개만 주고."

그러자 옆에서 듣고 있던 광석이 역정을 냈다.

"뭐야. 어머니 드시라고 가져온 걸 당신하고 희남이가 다 먹었어? 그래놓고 앰한 미정이를 잡는 거야?.

자신이 두 개를 먹은 것은 사실이지만 네 살 난 희남이가 세 개를 먹었다는 건 말이 안 된다. 그랬다간 변이 굳어져 똥구멍이 미어졌을 테니까.

저것들이 다 먹어 놓고는 희남이에게 뒤집어씌운 것이 틀림없었다. 그렇지만 어린애하고 싸울 수도 없는 일이고 남편이 믿어줄 것 같지도 않아 입을 닫고 말았던 것인데 생각할수록 어이가 없고 기가 막힌 일이었다.

'하여튼 미정이 저것, 어리지만 여간 당돌하고 야무진 년이 아니야. 함부로 의심했다가는 오히려 내가 당하고 말지. 이를 어찌한다냐?'

혼자서 고심을 하던 충주댁은 한 가지 꾀를 낸 다음 아이들을 불러 당부를 한다.

"큰엄마 시장에 갔다 올 테니까 둘이서 희남이 데리고 잘 놀고 있어. 알았지?"

"네. 다녀오세요."

충주댁은 아이들 모두가 보는 데에서 돈을 꺼낸 뒤에 일부를 다시 종이에 싸서 이불 밑에 쿡 박아두었다. 그런 다음 집을 나와서 시장을 향해 가는 척하다가 얼른 돌아와서 집 뒤로 숨었다.

그리고는 창문 틈으로 방 안을 엿보며 동태를 살피는데, 잠시 후 미정이가 방문을 열고 들어와서는 사방을 한 번 둘러보고 바로 이불 밑을 뒤져 돈을 꺼내고는 활짝 웃는다.

"저, 저, 저, 미정이 조것, 야. 이 계집애. 너 딱 걸렸어."

갑작스러운 소리에 놀라 기겁을 한 희정이가 창밖에 큰 엄마를 발견하고는 돈을 들고 냅다 방을 뛰쳐나간다.

"아니, 저, 저것이 도망을 가. 너 거기 안 서니?"

충주댁은 기가 막혀서 말조차 나오지를 않는다.

"그럼 그렇지. 네가 아니면 이 집에서 누가 돈을 훔쳐가겠어?"

그날 저녁 집에서는 난리가 났다. 희정이가 돈을 훔친 것도 모자라 밤이 늦도록 집에 들어오지 않고 있는 것이다.

"철없는 애가 그럴 수도 있지. 애를 얼마나 잡았기에…"

광석은 동생한테 미안한 나머지 공연히 안절부절못하는 마누라를 나무란다.

"전 정말 아무 짓도 안 했다니까요. 그냥 저 혼자 내 빼서는 안 들어오는 거에요."

충주댁이 억울하다며 하소연을 한다. 처음에는 화가 났지만 애가 나가서 안 들어오니 속이 타는 것은 그녀도 매한가지였다.

"허어! 밤이 어두웠는데 얘가 도대체 어딜 간 거야? 아무래도 안 되겠다. 모두 나가서 찾아봐야지 이러다 일 나겠어."

"그래. 아범아 뭐하니? 모두들 나서지 않고…"

할아버지의 근심에 할머니가 식구들을 재촉했다.

아버지는 속이 상해 어쩔 줄을 모르고 모두들 미정이를 찾아 대문 밖을 나서는데 미순이도 그런 아버지를 따라 밖으로 나와 동생을 찾는다.

"미순아, 너 미정이 갈만한 곳 알지?"

아버지의 물음에 아이는 말없이 고개를 저었다.

"얼른 말 못해? 이러다가 미정이 큰일 난단 말이다. 저녁에 여우라도 나타나면 어떡해?"

그 말에 미순이 화들짝 놀라며 대답을 한다.

"그럼. 미정이 찾아도 야단 안 칠 거지?"

"그래, 아버지가 미정이를 얼마나 예뻐하는지 너도 잘 알잖아?"

그제야 미순이의 얼굴이 밝아졌다.

"아버지. 이쪽에…"

만석은 미순이가 안내하는 대로 뒤를 따라갔다. 집 뒤에 언덕을 따라 난 길을 돌아가니 작은 움막 하나가 보였다. 예전에 약초 캐는 늙은이가 잠시 머물던 움막으로 지금은 비어 있는 곳이었다.

움막에 들어서자 희미한 촛불 아래서 무엇인가를 하고 있는 미정의 모습이 보였다.

"이 녀석, 너 집에 안 오고 여기서 뭐하고 있어?"

만석이 미정을 보며 야단을 친다.

"아버지… "

"얼른 와. 인석. 얼마나 걱정했는지 알아? 어디 가면 간다고 말을 해야지?"

미정이 뛰어와 만석의 품에 안긴다. 그러더니 그의 말에 대꾸도 없이 가슴을 파고들며 흐느껴 운다.

그런 딸년을 보자 만석의 가슴이 먹먹해지며 눈시울이 붉어졌다.

'그래, 모든 것이 다 내 죄다. 미안하구나.'

만석은 잠시 눈을 감고 품에 있는 아이를 꼭 안았다.

"아버지, 나 아버지한테 보여줄 것 있다."

미정이 눈물을 훔치고는 씨익 웃으며 말했다. 그러더니 구석 한쪽에 있는 흙을 파내더니 작은 나무상자 하나를 꺼내 그에게 보여준다. 상자 안에는 엽전이 가득했다.

'너, 이게 다 뭐야?"

만석이 눈이 휘둥그레졌다.

"이거 그동안 내가 다 모은 거야."

"미정아, 이 돈은 어디다 쓰려고 이렇게 모은 거야?"

만석이 안쓰러운 표정으로 이렇게 묻자 미정이 밝게 웃으며 말했다.

"응, 엄마 데려오려고. 엄마하고 우리하고 돈 없어 헤어졌잖아. 이제 돈 많이 있으니까 엄마 데려오자. 응?"

미정이의 맑은 두 눈이 달빛을 받아 반짝였다. 그러나 할 말을 잃은 아빠는 자매를 부둥켜안고 통곡을 한다.

"아이구 내 자식들."

정3품 벼슬에 오르다

동무의 나이도 어느덧 육십을 향해가고 있었다. 조정에서는 동무를 정3품인 북로선유위원에 임명했는데 임무를 성실히 수행해 큰 공을 세운 결과였다.

이후 동무는 고원군수로 두 해 동안 재직하다 파면을 당하게 되는 불운을 겪게 된다. 평소 감정이 좋지 않았던 함경도 관찰사의 탄핵을 받은 것인데 타협을 모르는 성격이 화를 불렀다.

"형조판서로 있는 김대감 말이오. 사람이 대나무처럼 휘어질지도 알아야 하는데 성격이 곧아도 너무 곧단 말이지."

그는 동무와 마주칠 때면 자신의 친구인 김기석을 무시하는 말을 하곤 했다. 좋은 말도 여러 번 들으면 짜증이 나는 법인데 친구의 험담을 자주 듣다보니 화가 치밀어 그와 대립한 적이 있었다.

'내가 할아버님의 가르침을 잊지 말았어야 했는데…'

동무는 어릴 때 자신을 앉혀놓고 당부하던 조부의 말이 생각났다.

"제마야. 사람이란 어려운 상황에서 처신을 잘 해야 한단다. 특히 남이 가까운 사람의 욕을 할 때는 마땅치 않더라도 묵묵히 잘 들어주어야 뒤탈이 없는 법이다."

조부는 그 이유에 대해 다음과 같이 설명했다.

"사람이 남의 흉을 볼 때에는 자신의 속도 함께 내보이게 된다. 당시는 그런 사실을 인지하기 어렵지만 욕을 토해놓고 나서는 그런 사실을 깨닫게 되지. 따라서 뜻이 맞으면 친구가 되는 것이고 비난을 하면 적이 될 수밖에 없는 것이야. 알겠느냐?"

"네. 할아버님."

대답은 잘했다. 그러나 감정이 앞서 실행을 하지 못한 것이 결국 이 사단을 만들고 말았다.

'내가 너무 욕심을 부렸지. 진작 그만두고 사상의학에만 정진했어야 했어.'

동무는 자신을 모함한 그를 괘씸하게 여기면서도 모든 것을 자연의 순리로 보았다. 돌이켜보면 모든 일이 그랬다. 유랑을 하면서도 떠나야 한다는 생각이 강할 땐 떠나야 했고 머물러야 한다는 느낌이 들면 머무는 것이 신상에 좋았다.

"운명은 순응하면 등에 태우고 가고 불응하면 끌고서라도 간다." 고 하지 않던가?

마음에서 '이제 그만 내려놓아야지.' 할 때 그만두었어야 했다. 미련하게 고집을 피우다가 결국 이런 결과로 이어진 것인데 동무에게 운명이란 길 안내를 하는 고삐와 같았다.

백성을 위한 정치도 중요했지만 동무에게는 다른 사람에게는 없는 사명이 주어져 있었다. 이제 모든 것을 내려놓고 자신에게 주어진 일을 완수해야 할 때가 온 것이다.

동무의 신침

침법 중에 신침이란 것이 있다. 침을 놓는 혈자리와 상관없이 느낌이 가는 곳에 침을 꽂아 놓으면 병이 낫는 것인데 언젠가 영생이도 강원도에 갔을 때 이런 사람을 본 적이 있었다.

서른 살이나 되었을까? 침술을 배운 적도 없는 사람이 풍을 맞아 다리를 저는 환자를 눕혀놓더니 여기저기를 꾹꾹 눌러보고 아무렇지도 않게 팔다리 몇 군데에 침을 찔러 넣는다.

그러더니 조금 후에 침을 빼고 나서는 일어나 걸어보라고 하는데 결과가 놀라웠다. 다른 곳에서는 효과를 보지 못했던 사람이 멀쩡하게 일어나 걷는 것이 아닌가?

신기하기도 하고 욕심이 나서 비법을 좀 배워보려 청을 넣었지만 그 사람은 엉뚱한 말을 했다.

"비법이랄 게 따로 있나요. 그저 마음이 가는 자리에 꽂아 넣는 것이지요."

타고난 재능일 뿐 배워서 하는 일이 아니라는 것이다. 처음에는 가르쳐주기가 싫어 그런 것인가 보다 했는데 자신의 병을 고쳐준 도인을 만나보니 그가 한 말은 모두 사실이었다.

"사람들 중에는 타고난 기를 가진 사람이 더러 있지. 다른 사람은 전혀 느낄 수 없지만 그런 사람은 환자를 바라보고만 있어도 아픈 곳이 어디며 침을 놓을 자리가 어딘지 저절로 알게 되는 것이네."

그러면서 껄껄 웃었는데 도인은 그에게 그런 능력을 갖추는 방법에 대해 알려주었다.

"눈을 감고 자신의 몸에 있는 오장육부를 느껴보는 거야. 그리고 그들의 모습을 살펴보는 거지. 처음에는 아무것도 보이지 않고 느낄 수도 없지만 그렇게 얼마간 수양을 쌓다 보면 희미하게 그 모습이 나타나면서 치료 효과로 이어지게 되는 것이지."

"보이지 않는데 어떻게 볼 수가 있습니까?"

영생이 이렇게 묻자 도인이 다시 말을 이어간다.

"사람들은 누구나 자신의 몸을 끔찍하게 생각하고 물질을 최고의 가치로 여기고 있지. 하지만 본래 인간은 정신이 육체를 지배하는 구조를 갖고 있어서 집중력이 높아지고 수양이 쌓이면 남들이 볼 수 없는 것을 보게 된다네."

마음으로 상상하고 집중을 하다 보면 무예를 익히듯 능력을 갖추게 된다는 설명이었지만, 그 말을 들을 당시는 스승의 가르침이 황당해서 마음에 와 닿지 않았다.

그런데 집에 돌아와서 몇 달 동안 도인이 가르쳐 준 대로 수련을 했더니 어느 날부터 희미하게 몸속에 들어있는 폐와 심장의 모습이 보이기 시작했다.

좀 더 정신을 집중해서 막힌 곳을 뚫으려고 시도해 보았다. 그랬더니 치료가 이루어지면서 몸이 가벼워지는 것이 아닌가?

심지어는 열이 나서 후끈거릴 때도 있었는데 효과를 확인한 영생은 그 길로 다시 스승이 있는 강원도로 달려갔다. 더 많은 것을 배우고 싶은 열정이 솟구쳐 올라 가만히 있을 수가 없었던 것이다.

하지만 도인은 어디로 갔는지 찾을 수가 없었고 아쉬움을 삼키며 발길을 돌려야만 했다. 그런데 함흥에 와서 동무의 소문을 듣고 찾아가 보니 이 양반은 도인과는 다른 비상한 재주를 갖고 있었다.

"어디가 불편해서 왔소?"

환자가 찾아오자 그는 대뜸 병 증상부터 물었다. 하긴 마실 온 것도 아닌데 안부인사가 필요한 건 아니다.

"네. 온종일 누워만 있는데도 기운이 없고 밤에는 잠이 안 와서 죽을 지경입니다요."

"어깨가 결리지는 않고?"

"어깨 아픈지는 벌써 오래 되었읍죠."

"그럼, 허리도 아프겠군. 무릎은 괜찮은 겐가?"

"어딜요. 옆구리도 쑤시고 안 아픈 데가 없습니다."

동무는 고개를 끄떡이더니 심오한 표정으로 환자의 눈을 바라본다.

"음, 젊을 때 고생을 많이 하고 신경을 써서 생긴 병이군. 보아하니 분하고 억울한 일을 당한 적이 있는 것 같아."

그 말을 들은 환자의 눈이 커졌다.

"아니, 선생님. 그것을 어찌 아셨습니까. 사실은 제가…"

50대쯤 되어 보이는 이 환자는 일찍 세상을 떠난 부모를 대신해서 젊을 적부터 어린 동생과 처자식을 먹여 살리기 위해 보부상을 따라다니며 장사를 배웠고 전국을 돌아다니며 죽을 고생을 했다.

그 결과 돈도 좀 모았고 함흥 시내에 난전을 차려 먹고 살만큼 자리를 잡았다. 그러나 가족들은 그런 그를 알아주지 않고 오히려 서운해하며 원망을 해댔다고 한다.

"제가 누구 때문에 전국을 떠돌아다니며 그 고생을 했겠습니까? 여름엔 등짐을 지느라 뙤약볕에 얼굴이 탔고 겨울에는 손발이 동상에 걸려 성한 데가 없었습니다. 그런데 가족들에게 이런 대접을 받고 나니 기운이 빠지면서 이렇게 아프지 뭡니까."

"허허! 이 사람. 가족 입장에서 보면 틀린 말도 아닐세. 부인은 생과부로 평생을 살았을 것이고 자식들 또한 멀쩡한 아버지를 두고 애비 없는 자식이란 소릴 듣고 자랐을 것이 아닌가?"

동무의 말을 듣고 난 환자가 한숨을 쉰다.

"저라고 그런 사정을 모르겠습니까. 알면서도 가슴 한구석이 이렇게 허전하고 그러네요. 그런데 도대체 어디가 망가져서 기운을 못 쓰는 겁니까요?"

"음. 자네는 본래 신장을 약하게 타고났는데 장사를 하느라 먼 길을 걸으면서 무리가 주어졌네. 그리고 자식 때문에 속을 썩어 신장의 독이 간장을 침범해서 병이 생긴 거야."

그러더니 환자에게 다가가서는 양어깨를 잡고 꾹꾹 누르는데 환자는 아파서 죽는다고 소리를 지른다.

"어허, 이 사람 엄살은… 어때 이제 좀 시원하지 않은가?"

"어휴! 어찌 그리 아픈 곳만 찾아 누르시는지 죽는 줄 알았습니다."

환자는 이제야 살겠다는 듯 숨을 크게 내 쉰다.

"아프지 않으면 병자리가 아니지. 다리가 아픈데 등을 치료한 것은 심장과 소장의 뭉친 기운을 풀어 신장의 기운을 소통시키기 위함이네. 이제 막힌 곳을 뚫었으니 곧 좋아질 걸세."

"어깨도 개운하고 허리가 안 아프네요. 정말 신기합니다."

지팡이를 짚고 왔던 환자는 언제 그랬냐는 듯 벌떡 일어나서는 연신 허리를 굽히며 동무에게 고맙다는 인사를 한다. 그러고는 지팡이를 놔두고 빈 몸으로 돌아갔다.

영생은 옆에서 이 모든 광경을 지켜보고 놀라움을 금할 수 없었다.

자신도 의원 일을 하고 있어 아는 일이지만 이 같은 환자는 몸과 마음에 병이 들어 한약 한두 첩 써서는 미동도 않는 병증이었다. 그런데 약은커녕 침 한 방 쓰지 않고 가벼운 지압만으로 환자의 병을 변화시키다니 믿을 수가 없었다.

"어리석은 질문일지 모르겠지만 선생님은 환자를 치료하면서 어찌 침을 쓰지 않으신 겁니까?"

"침이란 본래 사법이라 기운이 약한 사람에게는 효과가 없는 법이네. 제대로 치료를 하자면 한약을 먼저 복용하여 기력을 높인 후에 침을 놓아야 하지만 평생 고생만 하다 병을 얻은 사람이 안쓰러워 좀 특별한 방법을 쓴 것이야."

뒤에 들은 얘기지만 선생은 환자를 바라보고 있으면 몸속에 있는 내장이 훤히 들여다보인다고 했다. 그리고 환자 곁에 가면 손이 알아서 혈자리를 짚어내는 것인데 이럴 경우 침이 따로 필요 없었다.

영생이 동무의 제자가 되기로 결심한 것도 이 같은 능력에 반했기 때문인데 높은 벼슬을 지낸 양반이라 그런지 선생에게는 다른 사람에게서 볼 수 없는 그 무엇이 있었다.

우황 가진 소

유랑이란 가진 것 없는 사람이 정처 없이 이곳저곳을 떠돌며 허한 마음을 달래는 삶의 방식이다. 하지만 가진 것 많고 목적의식이 뚜렷했던 동무에게 유랑은 답답함을 달래는 여행이자 배움의 또 다른 방편이었다.

그렇게 전국을 돌아다니다 보니 친구들도 많이 사귀었고 아는 사람도 많아져 이제는 유랑이라기보다 답답함을 달래줄 벗을 만나는 일상으로 점차 바뀌어 갔다.

그중에는 과거는 아랑곳하지 않고 학문에만 빠져 사는 사람도 있었는데 그런 곳에 들렀을 때는 아무런 생각 없이 그들과 함께 몇 달 동안 책을 읽고 담소를 나누며 지냈다.

학문이라는 것이 깊은 세계를 연결하는 통로와 같아서 어느 경지에 이르면 남들이 알 수 없는 것을 알게 되고 볼 수 없는 것을 보게 된다.

동무에게 주어진 재능은 타고난 것도 있지만 여러 기담에 담긴 능력들은 학문적 깊이가 남달랐던 그의 노력과 열정에 기인한 것으로 보인다.

영이 발달한 사람이 학식과 유랑을 통해 하늘과 땅의 이치를 깨달았으니 문리가 열렸다고 해서 이상할 것이 없는 것이다.

관직을 내려놓고 마음이 홀가분해진 동무는 그해 9월 초, 바람도 쐬고 기분도 전환할 겸 광석과 함께 우시장으로 구경을 가기로 했다.

시장을 가려면 산 아래 자리한 작은 마을을 거쳐야 했는데 그곳은 동무의 먼 친척이 사는 곳이어서 어릴 때 자주 들러 밤이며 대추를 따 먹었던 기억이 났다.

"더위도 가고 날이 선선해서 좋은데 밤은 아직 여물지 않았구나!"

"그러네요. 올 추석 제사상에는 여문 알밤을 올리기가 어렵겠습니다."

동무가 어릴 적 기억을 떠올리며 흐뭇한 미소를 짓는데 함께 따라 나선 광석이 벌써부터 추석 걱정을 한다.

얼마 만에 가져보는 여유던가? 그동안 격무에 시달리면서도 사상 체질의 이치를 밝히느라 여름이 오는지 가을이 가는지 계절에 관심을 가져본 지 오래였다.

누렇게 익어가는 들판의 벼를 바라보며 동무는 어린 시절 광석과 함께 뛰놀던 추억을 생각하며 입가에 미소를 띤다.

"세월이 참 빠르군그래. 어느덧 우리도 환갑을 넘기지 않았는가?"

"그러게 말입니다. 메뚜기를 잡으러 다니던 때가 엊그제 같은데 벌써 이렇게 나이를 먹었네요."

둘이 이런저런 얘기를 나누며 걷는 사이 우시장이 가까워졌다.

"소들은 많은데, 발걸음을 조심해야겠습니다."

광석이 동무의 앞에 나서며 길을 안내한다. 시장에 나와 있는 소가 많은 만큼 그들이 배설한 소똥이 많기 때문인데 한쪽 길가에 매어 둔 삐쩍 마른 소 한 마리가 동무의 눈길을 끈다.

"허어. 이 녀석은 몸이 안 좋은 모양이군."

동무가 소를 훑어보며 건강을 살피는데 시장을 둘러보던 사람 둘이 노인에게 다가오더니 값을 묻는다.

"이 소 얼마요?"

"스물닷 냥이오."

"아니, 이렇게 보잘것없는 소를 그렇게 많이 받는단 말이오?"

"그렇지 않았으면 삼십 냥은 너끈히 받았을 것이오."

"에이, 다른 데로 갑시다. 말라서 일도 못 하게 생겼는걸 뭐."

그들은 다른 소를 찾아 떠나고 노인은 낙심한 듯 자리에 앉아 허공을 바라본다.

"이제 다른 곳을 둘러보시지요. 저쪽에 튼실한 녀석들이 많습니다."

동무가 소의 등을 어루만지며 관심을 보이자 광석이 우람한 체구를 가진 황소 쪽을 바라보며 채근을 한다.

"병이 든 소나 그 주인이나 모두 안 돼 보이네요."

"그러게 말이네. 병이 든다는 건 사람이나 짐승이나 고단하고 힘든 일이야."

둘이 이런 말을 주고받으며 발길을 옮기는데 앞에서 오던 선비 하나가 동무를 보더니 반색을 한다.

"영감님 아니십니까? 저 아랫마을 도경입니다."

"누구? 아! 자네였구먼. 정말 오랜만이네."

말을 건네 온 이는 이웃 마을에 사는 친척 동생으로 어릴 적 함께 어울려 놀던 친한 사이였다.

"바쁘게 살다 보니 이제야 자네를 보게 되네. 그래 여기는 웬일인가?"

"송아지를 한 마리 살까 해서 왔습니다."

그들은 시장 한쪽에 있는 주점에 앉아 한잔하면서 회포를 푼다.

그의 말에 따르면 올봄에 기르던 소가 갑자기 병이 들어 죽는 바람에 농사를 망쳤다고 한다. 소가 없으면 논밭을 갈 수가 없으니 여간 난 감한 일이 아닐 수 없다.

"이웃 마을의 소를 빌려서 농사를 짓다 보니 모내기가 늦어 소출이 많이 떨어질 것 같아 걱정입니다."

그를 바라보니 당장 먹고사는 일도 힘에 부치는지 행색이 말이 아니다.

"그래. 추석 맞을 준비는 하셨는가?"

조상님 제사에 관해 이런저런 이야기를 나누다 문득 나온 말이다. 아이들이야 추석하면 맛있는 음식과 송편 먹는 생각밖에 없지만, 유교를 떠받드는 사대부가의 명절에는 제사가 우선이다.

"가을 추수는 멀었고 앞으로가 걱정입니다. 보릿고개는 그럭저럭 넘겼지만 올 추석엔 제사도 지내기 어렵게 생겼으니 조상님 뵐 면목이 없게 되었습니다."

부자는 아니었어도 먹고 살 걱정 없이 지내던 양반이 왜 이렇게 가세가 기울었는지 모를 일이다.

"소 값이 적지 않을 텐데 그 돈은 마련하였나?"

소는 농사를 지을 때 없어서는 안 되는 동물이기에 소 값이 매우 비쌌다. 큰 황소를 한 마리 사려면 논 서너 마지기를 처분해야 했는데 동무가 걱정을 하는 것도 이 때문이다.

"형제가 힘을 모아 가까스로 마련하긴 했는데 송아지를 키워서 일을 부려야 하니 앞으로가 걱정입니다."

양반 체면 때문에 형편을 감출 뿐이지 도경을 살펴보니 얼굴이 누렇게 뜬 것이 영양부족이 의심되는 상황이다. 동무의 생각이 많아지는 것도 이 때문인데 가난은 나라님도 어쩌지 못한다고 쌀 한두 가마니 들여놔 준다고 해결될 문제가 아니었다.

이런저런 생각을 하며 궁리를 하던 동무의 입가에 갑자기 미소가 돈다. 그러더니 도경을 지긋이 바라보며 다시 묻는다.

"송아지 살 돈은 있다고 했지?"

"네 그렇습니다."

"그러면 내가 송아짓값으로 황소 한 마리를 마련하는 법을 알려줌세."

"네? 형님도… 세상에 그런 방법이 어디 있겠습니까."

도경이 말도 안 된다는 듯 고개를 젓는데 동무는 그 말에는 대꾸도 않고 다음 말을 이어간다.

"여기서 천천히 저녁을 먹고 우시장 입구로 가면 마른 소를 팔려고 앉아있는 노인이 있을 걸세. 그러면 아무 말 말고 송아지 살 돈을 그에게 주고 그 소를 끌고 와서 추석 상에 올리도록 하게."

"추석 상에 올리다니요? 농사지을 소를 잡아먹으면 내년 농사는 어떻게 지으란 말입니까?"

도경이 놀라 반문한다.

"허허허. 모든 것은 하늘이 알아서 할 터이니 자네는 그저 내 말대로만 하게나."

동무는 이렇게 선문답 같은 말을 남기고 광석과 함께 주막을 나섰다.

동무가 떠나고 난 뒤 도경은 한동안 넋이 나가 있었다. 말이 안 되는 것은 당연한 일이나 갈등이 생기는 이유는 동무의 소문을 익히 들어 알고 있었기 때문에 행여나 하는 마음에 미련을 버릴 수 없는 것이다.

'까짓것, 잘못되면 찾아가 책임을 물으면 되겠지.'

유혹을 이기지 못한 도경은 이렇게 마음을 굳히고 동무의 말을 따르기로 하고 주모를 부른다.

"주모, 여기 국밥 한 사발 말아 주구료."

저녁을 먹고 도경은 우시장 입구를 향해 발걸음을 옮겼다. 과연 그의 말처럼 노인이 소 앞에 앉아 혼잣말을 하고 있었다.

"이 녀석을 팔아야 송아지라도 하나 사서 들어갈 텐데 아무도 거들떠보는 이가 없으니 참으로 난감하네 그랴."

본래 소를 키우는 이유는 마차를 끌거나 논밭을 갈기 위한 것이다. 그런데 애써 키운 소가 병이 들어 삐쩍 말라 있으니 이대로 끌고 갔다가 덜컥 죽기라도 하는 날에는 낭패를 볼 것이 틀림없어 이렇게 낙담을 하고 있는 것이다.

그 모습을 본 도경이 얼른 노인에게 다가가 말을 건넨다.

"노인장. 내가 수중에 가진 것이 이것 밖에 없으니 이 돈을 받고 저 소를 나에게 넘겨주시오."

도경이 엽전을 내밀자 노인은 가뭄에 단비라도 만난 듯 덥석 움켜지더니 얼른 소를 넘겨준다.

"이 돈으론 어림없지만 날도 저물고 했으니 내 그렇게 하리다."

노인은 도경에게 소를 넘겨주고는 환한 웃음을 짓는다.

도경은 소를 끌고 와서 외양간에 매어두고 옥수숫대를 베어 먹였다. 그리고 추석을 이틀 앞둔 열사흘날 점심나절에 백정을 불러 소를 잡게 했는데 가난한 마을에서는 좀처럼 보기 드문 일이라 마을사람들이 구경을 왔다.

"이 마을에서 소를 잡더니 참으로 오랜만일세그려."

선지라도 한 그릇 얻어갈 요량으로 다들 한 손 거들며 북적이는 통에 온 마을이 들썩거리며 잔칫날 풍경을 자아내고 있었다. 그런데 소의 배를 가르고 고기를 해체하던 백정의 눈이 갑자기 커졌다.

그는 조심스럽게 좌우를 둘러본 후 아무 일도 없다는 듯 쓸개를 칼로 베어내서는 한쪽 귀퉁이로 던져둔다.

"아니 이 사람아. 그 귀한 고기를 왜 버리는 건가?"

그것을 본 도경이 묻자 백정이 언짢은 표정으로 손사래를 친다.

"나으리, 이건 써서 못 먹는 겁니다요."

이때 다른 한쪽에서 이 광경을 지켜보던 노인 하나가 쓸개가 던져진 쪽을 향해 가더니 그것을 집어 들고는 탄성을 지른다.

"와아! 이거 잘하면 소 한 마리 더 잡아먹게 생겼구먼."

모두들 의아한 표정으로 그를 바라보는데 백정만이 쓸개를 씹은 듯 못마땅한 표정으로 고개를 돌린다.

"소가 마른 것도 그렇고 이건 필시 우황이 틀림없어."

"우황이요?"

다들 놀라 서로의 얼굴을 쳐다본다. 실물을 본 적은 없지만 우황이 귀한 줄을 아는 까닭이다. 기실은 백정도 쓸개를 보는 순간 그것이 우황인 줄을 알아차렸고 나중에 집어가려고 던져두었던 것인데 그만 눈 밝은 노인네에게 들키고 말았다.

"우황이 그렇게 흔하나요. 아닐 겁니다. 어르신."

백정이 짐짓 부정을 해보지만 그의 말은 아랑곳하지 않고 노인은 쓸개를 들고는 혼잣말을 한다.

"아니야. 이건 우황이 틀림없어."

우황은 소 쓸개가 병에 의해 굳어진 것으로 고혈압과 중풍에 효험이 있어 귀한 약재로 쓰인다. 우황청심환에 주재료가 우황인 것만 봐도 그 가치를 짐작할 수 있는데 그 수가 귀한 만큼 우황 하나는 소 한 마리 값을 능가했다.

자칫 잃어버릴 뻔했던 약재를 찾게 된 도경은 웅담을 팔은 돈으로 농사지을 황소 한 마리를 샀다. 그리고 도살한 소고기를 마을 사람들에게 나누어주며 기쁨을 함께 누렸다.

동무의 혜안이 마을 사람 모두를 행복하게 만든 것이다.

마을 사람들은 동무의 덕을 칭송하는 한편 그의 기행을 놀라워했다.

"과연 듣던 대로일세. 그 어른은 하늘이 내린 성인이 틀림없어."

이날 집으로 돌아오는 길에 광석이 동무에게 물었다.

"정말 소를 잡으면 다른 소가 하늘에서 떨어지기라도 하는 겁니까?"

"어허, 이 사람 무슨 말을 그렇게 하는가? 내가 옥황상제라도 된단 말인가?"

그러면서 동무는 유쾌한 듯 껄껄 웃었다.

"궁금해서 하는 말입니다. 대체 어떤 일이 있기에 그런 말씀을 하신 겁니까?"

절대 빈말을 할 양반이 아니라는 것을 알고 있기에 더 궁금했던 것인데 동무는 별것도 아닌 일을 가지고 그런다는 듯 광석을 쳐다본다.

"자네는 나를 오래 따라다녔으면서도 아직 사물을 보는 눈이 부족하구만 그래. 의원이 눈에 보이는 것만 보아서야 어떻게 병을 고치겠는가? 그 소의 마른 몸과 상판을 보는 순간 난 한눈에 알아보았네. 그 소 담낭에 병이 들었다는 것을. 그러나 행운이 주어지려면 서로 인연이 있어야 하는데 마침 그 댁과 인연이 잘 맞았던 것이야. 난 단지 그것을 연결해 주었을 뿐이네."

음체질과 양체질의 발생이치

　동무는 아버지와 섭중, 그리고 어린 조카의 죽음을 지켜보면서 자신이 밝혀낸 사상체질에 대해 더욱 큰 확신을 하게 된다.

　만약 인간에게 타고난 체질이 없다면 이렇듯 부자와 손자가 대를 이어 단명하는 일은 일어나지 않았을 것이고 자신 또한 위장병으로 고통받는 일도 없었을 것으로 판단한 것이다.

　다른 사람에게는 인삼, 녹용이 명약이었지만 자신에게는 맞지 않았고 일부의 환자들 역시 부작용으로 이어지는 사례를 확인할 수 있었다.

　이런 사례들을 보며 인간에게는 각기 정해진 체질이 있다는 것을 인식하기 시작했는데 태양인과 소음인의 단초가 된 것은 자신과 첫 번째 부인 김씨였다.

　그의 첫 번째 아내는 신혼 초기부터 소화에 어려움을 겪었고 입덧까지 심해 몸이 약해졌다. 그 때문에 악질에 걸려 비운을 맞게 된 것인데 아내의 체형을 보면 단아한 자태에도 불구 기운이 없을 때면 몸이 앞으로 굽어 있는 것을 볼 수 있었다.

　위장이 약해 그런 것이었는데 같은 위장병을 앓았지만 동무의 자세는 늘 꼿꼿했다. 병세가 아주 심할 때를 제외하면 한 번도 구부정한 자세를 취한 일이 없었던 것이다.

동무는 아내가 남기고 간 초상을 보며 아내의 옆모습을 떠올렸다. 그리고 먹을 갈아 그림을 그리면서 자신의 모습과 비교해 본다.

'음. 아내가 음체질이면 난 양체질이다. 음체질은 아내처럼 구부정한 자세를 하고 있으며 상체가 작은 반면 하체가 잘 발달되어 있다. 그리고 나는 머리와 상체가 크고 꼿꼿한 자세를 하고 있다. 그러나 엉덩이가 작고 다리가 좀 약한 편인데 이렇듯 서로 다른 체질이 모두 위장병에 걸려 고생한 이유는 무엇 때문일까?'

오랫동안 연구를 해 오면서도 좀처럼 풀리지 않는 의문이었다.

동무는 그림을 보며 체질의 특성을 살피느라 애를 썼다. 그러나 좀처럼 그 이유를 알기 어려워 답답했는데 오늘도 풀리지 않는 문제를 바라보며 동무는 긴 한숨을 쉰다.

"스승님. 저 왔습니다."

이때 문하생 영생이 문밖에서 인사를 한다.

"그래. 들어오게나."

"날씨가 쌀쌀하네요. 이제 곧 얼음이 얼겠습니다."

"가을이 가면 겨울이 오고 또 봄이 오겠지. 그것이 만물의 이치가 아닌가?"

"그렇긴 하지요. 그런데 이것은 무슨 그림입니까?"

"음. 소음인과 태양인의 옆모습을 그려 본 것인데 30년을 넘게 연구를 해도 체질이 발생하는 이치를 알 수 없으니 답답한 노릇일세. 그려."

"그런데 이 그림을 보면 기수련을 할 때 나오는 자세와 비슷합니다. 스승님."

"뭐? 어떤 부분이 그렇게 생각된다는 것인가?"

"여기 말입니다. 이 부분. 단전에서 기를 모아 머리 위로 올려보내면 허리가 곧게 펴지는 경우가 많지요. 이 그림처럼 말입니다."

양성이가 가리키는 그림을 태양인의 모습을 그린 그림이었다.

"그리고?"

동무는 말을 재촉했다. 영생이는 아무렇지도 않게 말을 이어갔다.

"이다음 그림은 단전에 기를 모아 뒤쪽 독맥을 향해 보낼 때 나타나는 모습입니다. 뒤에서 앞으로 기운을 밀면 허리가 앞으로 굽어지는 것은 당연한 이치가 아닙니까?"

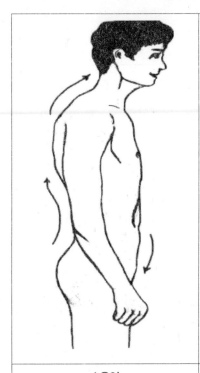
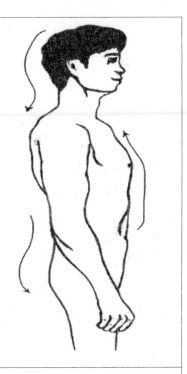

소음인	태양인
독맥의 미는 힘이 강해 등이 앞으로 굽게 된다. 하체는 튼실한 반면 상체를 향해 올라가는 임맥의 기운이 약해 상체가 빈약하다.	임맥의 기운이 강해 머리와 상체가 크고 꼿꼿한 자세를 갖게 된다. 반면 하체를 향해 흘러가는 독맥이 약해 엉덩이와 다리가 빈약하다.

영생이 가리킨 것은 소음인의 굽은 자세였는데 그의 말처럼 소주천이란 수련법을 이용해서 강한 힘을 주면 그 영향으로 허리가 앞으로 굽는 것을 경험한 적이 여러 번 있었다.

그림을 확인한 동무의 얼굴이 환히 밝아졌다.

"어쩌면 자네 덕에 오늘 오랜 문제를 해결할 수 있을 것 같네."

"네? 에이. 제가 무슨 도움이 되었겠습니까. 맨날 스승님 속만 썩이는데…"

'녀석, 알긴 아는구먼.'

자신의 말처럼 영생은 골치 아픈 제자였다. 매사 비판적이어서 자신의 오류를 꼬집어내고 속을 후벼 팔 때가 많아 화를 돋울 때가 적지 않았던 것이다. 그러나 오늘만큼은 영생이란 제자를 둔 것이 얼마나 다행인지 모른다.

"음. 자네 말대로라면 허리가 굽은 음체질은 임맥이 약하고 독맥의 기운이 강하기 때문이라고 볼 수 있군. 양체질의 꼿꼿한 자세와 잘 발달한 상체 그리고 약한 하체는 임맥이 충실하기는 하나 독맥이 약하기 때문이라는 거지."

"글쎄요. 갑작스러워서 무슨 말씀인지 잘 모르겠습니다만 기운이 없을 때 소주천 수련을 하다 보면 간혹 이와 같은 자세가 나오는 걸 볼 수 있었습니다."

동무는 먹을 들어 화살표를 그려가며 영생이 말한 자세가 형성되는 것을 그림으로 표현하기 시작했다.

"자. 이 그림을 한 번 보게. 어떤가? 이러면 이해하기가 더욱 쉽지 않겠나?"

"와아. 정말 그러네요. 스승님은 그림에도 일가견이 있으시네요.

정말 잘 그렸습니다."

　잘 나가다가 삼천포로 빠진다고 이 친구는 늘 그랬다. 지금도 체질이 형성되는 과정을 보라니까 이치를 표시한 화살표는 보지 않고 그림에 시선이 꽂혀서는 엉뚱한 소리를 하고 있는 것이다.

소음인과 태양인의 위장병

"그림을 보니 음체질과 양체질이 형성되는 이치가 확연히 드러나네요."

"그렇지? 역시 열 마디 말보다 그림 한 장이 낫군. 나도 이 그림이 아니었다면 이해하는 데 어려움을 겪었을 걸세. 그런데 한 가지 이해가지 않는 것이 있단 말이야."

"또 어떤 것이 스승님의 마음을 혼란하게 합니까? 말씀만 하십시오. 제가 도움이 될 수 있지 않겠습니까?"

한껏 물이 올라 자신감에 차 있는 영생이 그 까닭에 대해 물었다.

"소음인과 태양인의 위장병 말일세. 이들은 이처럼 극과 극으로 나뉜 체질인데 다 같이 비위가 약해 위장병을 앓는다는 것이 이해가안 된단 말이지."

"그것은 오른쪽과 왼쪽의 차이 때문이 그런 것이 아닐까요?"

"왼쪽과 오른쪽이라니 그것이 무슨 말인가?"

"스승님이 창안하신 사상의학을 보고 저도 많은 생각을 하면서 병자를 살펴왔습니다. 그런데 소음인으로 분류된 사람들을 보면 주로 우측 위장경락에서 병 반응이 나타나더란 말입니다. 태양인은 스승님처럼 좌측 위장 경락에서 나타나고요."

"소음인은 우측경락에서 그리고 태양인은 좌측 경락에서 병증을 보이더란 말이지?"

"그렇습니다. 스승님은 환자를 치료해도 주로 연구를 위해서가 아닙니까? 그러다 보니 침보다는 한약을 쓰는 경향이 많아 침구 쪽은 잘 모르시겠지만 같은 위장이라도 우측과 좌측의 병세는 서로 다릅니다."

영생이란 녀석은 잘 나가다가도 한 번씩 사람 속을 뒤집는 재주가 있다.

'침구를 모르다니? 환자를 치료하는 의원이 침과 뜸을 모르다니 그게 어디 스승에게 할 소리인가?'

동무가 침과 뜸을 멀리한 데에는 그만할 까닭이 있었다. 침을 놓을 때마다 나타나는 전이현상 때문에 견디기가 어려워 멀리하고 있을 뿐 동무의 신침은 효험이 좋기로 소문이 나 있었다.

'그런 사정을 꼭 일일이 말을 하고 설명을 해야 안단 말인가? 저도 이만큼 환자를 봐 왔으면 알만한 일일 텐데…'

동무는 이 말이 목까지 치받쳐 올랐지만 꾹 참고 다음 질문을 이어갔다. 지금 중요한 건 자존심이 아니라 사상체질의 이치였다.

"우측과 좌측의 차이를 좀 더 구체적으로 말해보게나."

모르는 것은 배워야 했다. 세 살 먹은 아이한테서도 배울 것이 있다고 하지 않았던가? 조금 숙이고 얻는 것이 무식한 것보다 낫다.

"소음인과 태양인 환자들을 치료하면서 비교해보면 증상은 유사해도 효과 면에서 큰 차이를 보이는 경우가 많습니다. 소음인의 위장병은 증상도 약하고 치료가 잘 되는 편이지요. 이에 반해 태양인의 위장병은 잘 낫지도 않고 증상도 고약합니다."

말하는 투가 꼭 자신을 두고 하는 말 같아 심기가 편치가 않다. 그동안 쌓인 감정이 은연중 말투에 배어 나오는 것은 아닐까?

제자를 앞에 두고 참 쓸데없는 생각을 하고 있다. 이 또한 망할 놈의 성질 탓인데 변명 같지만, 태양인은 고까운 말을 들으면 이처럼 가만히 넘어가지를 못한다.

"자네는 그것이 무엇 때문이라고 보는가?"

동무는 성질을 가라앉히며 짐짓 담담한 표정으로 그 이유에 대해 묻는다. 그런다고 감춰질 것도 아니지만.

영생 또한 스승의 성깔을 익히 겪어 아는지라 자세를 낮추고 신중하게 자신이 조사한 사례들을 예로 들며 설명을 이어나갔다.

"아시겠지만 간장과 심장은 하나지만 경락은 우측과 좌측에 하나씩 한 쌍으로 되어있습니다. 임상에 나타난 특징을 보면 우측 소음인의 간장은 쉽게 치료가 되지만 좌측 간장경락에 나타나는 태양인의 간장은 치료가 잘되지 않는 경우가 많습니다.

스승님 말씀처럼 소음인은 비위가 약해서 음식을 과식하면 안 되지만 체해도 침을 맞으면 금방 낫습니다. 고기를 먹으면 더 좋구요. 그런데 태양인은 고기도 먹을 수 없고 한 번 탈이 나면 설사에 복통에 여러 가지 증상이 복합되어서 치료가 까다롭지요."

그러면서 동무를 쳐다보는데, "직접 겪어서 잘 알지 않느냐?" 하는 듯한 표정이다. 그랬다. 동무가 앓았던 병은 증상이 심하고 고약해서 약을 써도 잘 듣지 않았으며 이 때문에 평생을 음식을 가려먹어야 했다.

"자네는 그것이 단지 우측과 좌측의 경락 때문에 그렇다고 생각하는가?"

"아닙니다. 스승님 말씀처럼 소음인은 비장이 약하고 태양인은 간장이 약하다는 것도 큰 영향이 있다고 봅니다. 의서를 보면 간장에 병증이 있는 환자들은 가슴이 쓰리고 무엇인가 얹힌 듯 묵직하며 소화가 안 되고 물똥설사를 한다고 되어 있지 않습니까?"

"그렇지."

"그걸 보면 답은 이미 나와 있다고 볼 수 있습니다. 태양인의 위장병은 간장이 원인이어서 치료가 어렵고 소음인의 위장은 비위가 약한 것뿐이니까 비교적 치료가 쉬운 것이겠지요."

동무는 고개를 끄떡였다. 역시 영생의 말대로 연구를 목적으로 한 치료와 생업을 위한 치료는 보는 관점이 달랐다. 수십 년을 연구하면서도 알지 못했던 사실을 영생은 막힘없이 줄줄 꿰고 있는 것이다.

동무는 한숨을 쉰다. 사상체질을 완성하려면 집중력이 필요하다고 생각한 것인데 죽자고 하는 일과 여가로 하는 일에는 차이가 있기 마련이었다.

동무가 관직을 내려놓고 낙향한 뒤 오직 사상체질 연구에만 몰두했던 것도 이런 깨달음이 있었기 때문인데 이 시점에서 한 가지 짚고 넘어가야 할 것이 있다. 동무가 침을 멀리할 수밖에 없었던 이유가 궁금한 것이다.

사상체질과 침구술

'사상체질을 침구학에 접목해야 할 텐데…'

자식들 걱정은 아랑곳없이 동무의 머릿속은 온통 사상체질 연구로 가득 차 있었다. 사상인론을 침구학에 맞추는 일은 동무의 오랜 염원이었다.

침과 뜸은 한약과 함께 한방의 양대 의술로 침구술을 젖혀둔 채 한약만을 주장하는 것은 마치 의사가 수술을 외면한 채 약으로만 환자를 치료하겠다고 고집하는 것과 다름없는 일이었다.

그런데도 불구하고 동무가 침구학을 두고 주역만으로 이론을 세운 데에는 그만한 까닭이 있었다.

언제부터인가 문리가 열리면서 환자를 대하면 몸속의 내장이 들여다보였고 손만 대도 병이 낫는 경지에 이르게 되었다.

침을 놓을 때도 병처에 저절로 손이 가 닿았고 마음이 가는 곳에 찔러놓으면 거짓말처럼 병이 나았다.

"진작 이런 능력을 갖췄더라면 동생과 조카를 그렇게 보내지는 않았을 것을…"

남들은 신침을 놓는다며 부러워했다. 하지만 정작 동무 자신은 병으로 떠나보낸 조카와 동생 때문에 괴롭고 힘이 들었다. 그렇지만 더욱 고통스러운 것은 전이현상으로 불리는 알 수 없는 증상이었다.

환자를 치료할 때는 몰랐지만 환자가 돌아가고 얼 만큼 시간이 지나면 갑자기 기운이 쭉 빠지면서 손 하나 까딱할 수 없는 지경에 이르는 것이다.

동무에게 의술을 가르쳤던 스승은 이런 말을 했다.

"자네는 남다른 능력을 갖추고 있어 환자를 치료하면 죽을 사람도 살릴 것이네. 허나 간장을 약하게 타고 난 탓에 기운을 많이 쓰면 어려움을 겪을 것이니 꼭 필요한 경우가 아니면 치료는 삼가도록 하게. 알겠는가?"

스승이 이런 당부를 한 것은 동무의 성격을 알고 있었기 때문이다. 본래 대가 센 사람은 여간해서는 남의 말을 듣지 않는데 그 말이 맞았던 것일까?

도고마성이란 말처럼 젊을 때는 몰랐지만 능력이 커지고 치유력이 높아지면서 환자를 치료하고 난 다음에는 도통 기운을 쓸 수가 없었다.

단지 맥을 잡고 침을 몇 군데 놓았을 뿐이다. 그런데 온몸이 아프고 찌뿌둥해서는 몇 날 며칠을 병 기운과 싸워야 하니 이건 도대체가 사람이 할 짓이 아니었다.

사상체질을 침구학과 맞추려면 침을 놓고 환자의 상태를 살펴야 했지만 이처럼 힘이 들고 사람을 고통스럽게 하니 이러다간 사상체질을 완성하기도 전에 먼저 자신이 죽을 것 같았다.

'아마도 내게는 의원의 자질보다 학문을 연구하는 쪽으로 사명이 주어진 것 같다.'는 생각으로 마음을 접었던 것인데 침구학 이론 또한 마음에 들지 않는 것은 마찬가지였다.

그냥 병든 곳을 찾아 침을 꽂아 놓으면 그만일 것을 허실을 찾아 보사법을 쓰고 이곳저곳 혈처를 찾는다는 것 자체가 마땅치 않았다.

경락의 위치만 해도 그렇다. 심장은 하나인데 경락은 좌우로 한 개씩 두 개가 있으니 같은 심장의 병이라도 우측과 좌측을 가려서 침을 놓아야 했다.

또 보법을 쓰려면 서로 연결된 소장을 찾아야 했으니 성질 급한 동무의 입장에서 침구학은 이래저래 걸리는 것이 많았다. 환자를 치료하는 일은 쉬웠지만 이론을 맞추고 정리하는 일은 어려웠다.

'할 일 끝내고 여유가 생기면 그때 가서 정리를 하는 것이 좋겠군.'

이런 생각을 하고 뒤로 미뤄 두었던 것인데 세월이 가도 침구학은 변하지 않았고 사상체질과 접목하는 일 또한 까다롭고 복잡해서 점점 요원해져 갔다.

무엇보다 시간이 없었다. 아버지와 동생을 생각하면 자신도 언제 병이 들어 세상을 떠날지 알 수 없었기 때문인데 단명 집안의 내력이 동무의 발목을 잡았다.

동무는 눈을 감고 자신이 세운 사상체질을 생각했다.

'이 정도면 정리가 잘 된 셈이야. 남은 것은 차근차근 하나씩 맞추어 가면 될 거야'

동무는 사상체질의 기본 바탕을 생각하며 자리에 누웠다. 한 번에 많은 일을 하려 욕심을 부려본들 소용이 없는 일이었다.

'그저 내게 주어진 일에 충실하면 되지 않겠는가? 못다 한 일이 있다면 그것은 후세 사람의 몫이겠지.'

오장육부와 오장오부

　왜인들이 조선 땅에 들어와서 본격적으로 활동하기 시작한 것은 강화조약이 맺어진 이후부터였다. 함흥에도 왜인이 들어와서 병원을 열었는데 그들은 주로 조선에 들어와 있는 왜인들을 치료하고 있었다.

　병원 치료비는 한방 의원보다 비싸서 일반 백성들은 엄두도 내지 못했고 돈 많은 장사치들만이 드나들고 있었는데 고을 안에는 이들을 두고 여러 소문들이 떠돌고 있었다.

　"왜놈이 사람의 배를 갈라서 치료를 한다지 아마? 에그 무서워. 아무튼 흉악하기 이를 데 없는 놈들이야." 하고 경계를 하는 사람이 있는가 하면.

　"그곳에 가면 죽을 사람도 살아나온다는 거야. 왜 김부잣집 며느리가 애를 낳다 죽게 생겼는데 그곳에 가서 수술인가 뭔가 하는 것을 받고 살아났다지 뭐야." 하며 관심을 두는 이도 있었다.

　'다 뜬소문이지. 왜놈들이 뭘 알아서 병을 고치겠어?'

　영생은 그들의 말을 믿을 수 없어 직접 가서 알아보기로 했다.

　'내 속병이나 맞추는지 한 번 봐야겠군.'

　소문대로 의술이 뛰어나다면 자신의 속병 정도는 쉽게 알 것이었다.

해가 질 무렵 영생은 병원 문을 열고 들어갔다. 의사로 보이는 남성과 젊은 처자 하나가 그를 보고 인사를 한다.

"어서 오세요. 어? 의원 나으리 아니세요?"

"음. 누구신지?"

"저예요. 지난번 침 맞으러 갔던…"

생각해 보니 일주일 전 길을 걷다 다리를 삐었다며 자신을 찾아왔던 그 처자였다. 영생은 고개를 끄떡였다.

'그럼 그렇지. 다리 삔 것 하나 고치지 못하는 놈들이 무얼 한다고.'

영생은 처자를 보고 나자 자신감이 붙어서 어깨가 으쓱했다. 그때 옆에 있던 일본인 의사가 인사를 한다.

"안녕하시무니까? 영자상에게서 말씀 많이 들었습니다. 그렇지 않아도 어떻게 삔 다리를 낫게 했는지 궁금했습니다."

"아, 뭐 그런 것을 가지고. 허허허!"

"그런데 어디가 아파서 오셨습니까?"

"아니오. 병원이 생겼다기에 어떤 곳인가 한 번 들러보았소."

"그렇습니까? 잘 됐습니다. 손님도 없는데 이쪽에 앉아 차나 한잔 하고 가시지요."

"그러세요. 의원님. 이리 오세요."

동무는 생각지 않은 환대에 당황했지만 간호원이 안내하는 자리에 앉아 그녀가 가져온 차를 마셨다. 이때 의사가 다가와 앉으며 말한다.

"저도 한방의학에 관심이 많아서 공부를 하고 있스무니다. 그런데 한 가지 이해되지 않는 것이 있어서 답답했는데 물어보아도 좋겠습니까?"

"그래요. 내가 한방은 모르는 것이 없을 만큼 다 아니까 어디 한 번 말해보시오."

영생은 남한테 지는 것을 참지 못하는 성미라 책이란 책은 다 읽었기 때문에 막히는 것이 없었다.

"중국이나 조선의 의서에는 부신과 췌장이 없던데 왜 그런 것입니까? 동양에서는 부신을 신장의 한 부분으로 생각하고 있지만, 부신은 신장 위에 붙어 있어도 전혀 다른 기능을 가진 독립된 장기입니다."

"그런가요? 그러면 한방의학이 부신과 췌장을 보지 못하고 있다는 말인데…"

"죄송하지만 그렇습니다. 제가 짐작하는 바로는 부신과 췌장을 심포와 삼초라고 표현하는 것 같습니다."

그러면서 그는 음양과 12개의 장기가 그려진 도표 하나를 보여주며 또 묻는다.

"이 도표는 육장육부를 음양오행에 맞추어 놓은 것이라는데 도무지 이해할 수가 없습니다."

영생이 도표를 보니 잘 그려진 것 같은데 무엇이 이해할 수 없다는 것인지 알 수가 없었다. 그러자 그가 다시 질문을 해온다.

"오행설에 따르면 오장오부가 돼야 하는데 이러면 육장육부가 아닙니까?"

듣고 보니 그랬다. 지금까지 자신은 왜 한 번도 그런 생각을 하지 않았던 것일까? 영생은 뒤통수를 맞은 것처럼 아찔한 느낌이 들었다.

그의 질문에 대답할 수 있는 이론이 아무것도 없었다.

"사실 그 문제에 대해서는 생각했던 적이 없었던 것 같소. 의서에 그렇게 되어 있어서 그런 줄 알았는데 내 한 번 우리 스승에게 여쭤 보고 답을 해 드리리다. 그럼 이만…"

영생은 그 말을 남기고 도망치듯 병원을 나오며 중얼거린다.

'한참 분위기 좋았는데 그놈의 육장육부 때문에 찬물 바가지를 뒤 집어썼군.'

영생은 주막집에 들러 국밥 한 그릇을 비운 뒤 곧장 스승에게로 달려갔다.

"음. 그래. 늦은 시각에 웬일인가? 오려면 조금 더 일찍 오지. 방금 저녁을 마쳤는데."

"저도 저녁밥을 먹고 오는 중입니다. 스승님 한 가지 여쭈어 볼 것이 있어 들렀습니다."

그러면서 그는 병원에서 왜인 의사에게 망신당한 얘기를 꺼내며 같은 질문을 했다.

"오행론을 따른다면 오장오부가 되어야 하는데 왜 육장육부인 것입니까?"

그 말을 들은 동무는 잠시 생각에 잠겼다. 생각 같아서는,

'이 사람아. 그것을 내가 어찌 아는가? 책에 그렇게 쓰여 있으니까 그런 줄 아는 거지.'

이렇게 말하고 싶었지만 그럴 수가 없었다. 며칠 전에도 "침구학을 모른다."며 염장을 지르고 가지 않았던가? 이 문제마저 모른다고 꽁무니를 빼면 "정말 이 양반은 침구학을 모르는구나!"하고 단정을 지을 것이니 함부로 말을 하기 어려운 것이다.

"나도 이 문제에 대해서는 자네처럼 생각해 본 적이 없네. 그러나 침구학을 살펴보면 어려운 문제도 아닌 것 같군. 이삼일이면 충분히 풀 수 있을 것 같네. 같이 함께 연구해 봄세."

이렇게 마무리를 짓고 우선 곤란한 상황을 얼버무렸다. 그러나 그가 돌아간 뒤 동무는 곧 후회했다. 자존심 때문에 그런 말을 했지만 2천 년 동안 해결하지 못한 문제를 어떻게 며칠 만에 풀어낸단 말인가?

더군다나 자신에게 물어보고 난 다음 왜인에게 답을 해주겠다고 했으니 대충 넘어갈 수도 없는 일이었다.

'저 사람은 쓸데없이 나를 끌어들여서 자칫하면 쌍으로 망신을 당하게 생기지 않았는가?'

동무는 생각이 많아졌다. 오장오부가 신경이 쓰여 잠을 이룰 수가 없을 만큼 골치가 아픈 것이다. 그 일이 있고 난 뒤 3일째 되던 날 동무는 작정을 하고 제자들을 불러 모았다.

영생을 포함해 모두 일곱 명이 모였는데 그중에는 오랜만에 얼굴을 보인 사람도 있었다.

"스승님. 그동안 무고하셨습니까?"

제자들이 동무를 맞으며 인사를 한다.

"그래 모두들 앉지."

동무는 제자들 앞에 그림 한 장을 펼쳐놓고 질문을 한다.

"이 그림에서 부신이 어떤 것인지 아는 사람 있는가?"

"부신이요? 그게 뭔데요?"

다들 어리둥절하며 서로의 얼굴을 쳐다본다.

"모양을 보니 췌장은 이자가 분명한데 부신이란 말은 생소해서 이해가 어렵네요."

"음. 그렇겠지. 내가 오늘 자네들을 모이라고 한 것은 부신과 췌장이란 장기에 대해 알려주려고 그런 것이네."

동무는 신장이 그려진 쪽을 가리키며 말을 이어나갔다.

"여기, 이 신장 위에 모자같이 생긴 것이 부신이라는 장기이고 이 아래 지라라고 하는 것이 요즘 말하는 췌장이란 장기일세. 이들의 기능에 대해서는 나중에 설명하기로 하고 우선 심포와 삼초에 관한 전설부터 들어보도록 하지."

심포와 삼초의 전설

옛날 침구라는 마을에 오장오부 가족이 살고 있었는데 이들의 족보를 살펴보면 다음과 같다.

오장으로 불리는 남자: 간장. 심장. 비장. 폐장. 신장.
오부로 불리는 여자: 담. 소장. 위장, 대장, 방광.

오장오부는 서로 쌍을 이루고 방아를 찧어가며 잘살고 있었다. 그런데 옆을 돌아다보니 그들 말고도 두 쌍의 방아가 더 돌아가고 있었다.

그들이 누구인지 알고 싶었지만, 자신들의 힘으로는 도무지 정체를 알아낼 수가 없었던 가족들은 이들이 누군지 밝혀 달라며 황제에게 상소를 넣었다. 그러자 문제를 해결하기 위해 정부 관료들이 나섰다.

관료들은 이들이 누군지 알려고 온 마을을 뒤지고 파헤쳐 보았지만 전혀 단서를 찾을 수가 없었다. 황제는 결과를 가져오라고 채근을 하고 정체를 파악하지 못해 궁지에 빠진 그들은 고심 끝에 꼼수를 쓰기로 한다.

우선 급한 김에 오부에 심포를 끼워 넣고 오장육부라고 빡빡 우겨대기로 한다. 마른하늘에 벼락 맞을 짓이지만 딱히 아는 사람이 없으니 꼬투리를 잡힐 염려는 없었다.

급한 불은 이렇게 막았다. 모양새는 다소 빠지지만 오장육부란 말은 어감도 좋고 반응 또한 나쁘지 않았다. 하지만 평화는 오래 이어지지 않았는데 여기저기서 또 다른 불만이 터져 나온 것이다.

심포 외에도 다른 그 무엇이 있다는 주장이 설득력을 얻고 있었다. 두 쌍 중 하나가 그대로 남아있었기 때문인데 급하게 서두르다 보니 심포를 만들 때 성의가 부족하긴 했다.

이렇다 할 체계도 없이 기능만 나열한 것이 결국 이 사단을 불러온 것인데 관료들 사이에서도 자성의 목소리가 있었다. 그래서 반성을 하고 이번에는 좀 더 신경을 쓰기로 했다.

말 많은 인간들 의견도 수렴하고 상초, 중초, 하초란 개념을 도입하여 삼초를 만든 것인데 가설 또한 그럴 듯하고 어감도 괜찮은 것이 꽤 있어 보이는 것이다.

"어떠한가? 얘기를 듣고 뭐 생각나는 것이 없는가? 그러면 이번에는 오장오부가 어떻게 해서 육장육부가 되었는지 알아보도록 하세. 영생이 자네 숙제는 해왔는가?"

"물론입니다. 스승님."

"그럼 자네는 잠깐 물러서 있고 말을 꺼낸 용관에게 먼저 묻지. 우리 몸의 경락 중에서 장기가 없는 경락에는 무엇이 있는가?"

"조금 전 말한 심포와 삼초가 있습니다."

"그것 외에 다른 것은 또 없는가?"

"무엇이 또 있어야 하는 겁니까?"

용관이 눈을 크게 뜨며 되묻는데 영생이 옆에서 끼어들며 핀잔을 준다.

"임맥과 독맥이 있지 않은가 이 사람아?"

"그럼 이번에는 영생에게 묻겠네. 이 두 쌍을 어떻게 연결해야 꼬여 있는 족보를 바로 잡을 수 있는가?"

"서로 비슷한 놈들끼리 이으면 됩니다. 임맥이 앞쪽에 있으니까 심포와 잇고 독맥은 뒤쪽에 있으니까 팔 등 쪽에 있는 삼초 자리에 이으면 구색이 맞습니다."

양생이 준비해온 그림을 펼쳐놓고 거침없이 말을 이어갔다.

"제가 이들의 아시혈을 눌러가면서 반응을 살폈고 침을 놓아가면서 확인을 한 것이니 틀림없을 것입니다."

동무가 고개를 끄떡였다.

"이 그림을 한 번 보십쇼. 제가 며칠 동안 밤을 세워가며 정리한 것인데 스승님이 생각하시는 것과 맞을지 모르겠습니다."

그러면서 영생은 모두의 앞에 그림 한 장을 펼쳐놓는데 동무는 그 것을 보며 감탄해 마지 않는다. 도표에는 음양오행론을 기반으로 그가 새로 정리한 오장오부의 장기가 담겨있었다.

음/양	木	火	土	金	水
임 맥 부신(심포) ↕ 독 맥 췌장(삼초)	간 장 ↕ 담	심 장 ↕ 소 장	비 장 ↕ 위 장	폐 ↕ 대 장	신 장 ↕ 방 광

음양과 오장오부의 장기

'음. 잘 만들었군.'

영생이 이 친구는 역시 예상을 뛰어넘는다. 자신이 생각한 것과 거의 같은 내용을 가져오지 않았는가?

"이 도표를 보면 임맥과 독맥이 다른 장기와 따로 분리되어 있는데 그 이유를 설명해 보게."

동무의 질문에 영생이 도표를 들고 설명을 이어갔다.

"음양오행인론을 생각할 때 오장육부나 육장육부가 아닌 오장오부가 되어야 합니다. 그런데도 불구하고 육장육부가 된 이유는 머리 좋은 사람들이 심포와 삼초를 만들었기 때문입니다."

그랬다. 먼저 임맥과 독맥을 팔쪽의 심포와 삼초경에 이은 다음 오행을 정했다면 자연스럽게 오장오부가 되었을 것이다. 임맥과 독맥은 몸 중앙에서 좌측과 우측경락의 경계를 이루고 있기 때문에 굳이 오행에 들어갈 이유가 없기 때문이다.

영생은 경락을 그려 넣은 인형을 가리켰다.

"여기 임맥과 독맥을 보면 몸 중앙에서 우측과 좌측 어느 곳에도 속하지 않고 심판처럼 중립을 지키고 있습니다. 임맥이 우측에 속합니까, 좌측에 속합니까?"

영생이 좌중을 둘러보며 물었다. 당연히 아무도 이의를 제기하는 사람이 없었다.

"음양오행 중에 임맥과 독맥을 음양 자리에 놓고 그다음 오행을 구분하면 이처럼 자연스럽게 오장오부가 되는 겁니다."

동무가 박수를 쳤다. 그러자 제자들이 함께 박수를 치며 환호했다. 그들 중에는 얼떨결에 박수를 치며 벌레 씹은 얼굴을 한 이도 있었으나 대체로 고개를 끄떡이며 수긍을 하는 모습이다.

'음. 가르친 보람이 있군.'

동무는 흡족했다. 이래서 백 번의 말보다 토론이 중요한 것이다. 만약 책으로만 보았다면 이런 결과를 끌어낼 수 없었을 것이었다.

"임맥과 독맥은 기경팔맥에 속해 있던 기맥으로 침구학에서 임맥과 독맥은 허실조차 구분하지 않는다. 심포와 삼초경을 잡는 것으로 허실이 조절되기 때문인데 이를 보더라도 임맥과 심포, 독맥과 삼초는 같다는 것이 증명되는 셈이다. 아니 그런가? 그러면 이렇게 오장오부는 정리가 된 것이지?"

동무가 웃으며 제자들을 바라보는데 그때 모범생 용관이 앞으로 나오며 이의를 제기한다.

"스승님. 아직 한 가지 더 남은 것이 있습니다."

"그것이 무엇인고?"

"부신은 발견이 어려워 알 수가 없었다고 해도 췌장은 쉽게 알 수가 있는 것인데 옛 선인들은 무슨 이유로 췌장을 무시한 것일까요?"

"음. 아직 그 문제가 남아있었군. 자네들 중에 이 문제에 대한 답을 알고 있는 사람이 있는가?"

이번에는 아무도 손을 드는 이가 없었다. 동무는 고개를 끄떡이며 속으로 웃었다.

'이래서 스승이 필요한 법이지. 다 똑같으면 내게 배울 것이 무엇이 있겠는가?'

동무는 답을 알고 있었다. 그래서 한층 여유를 갖고 질문을 했던 것인데 이때 영생이 또 손을 들고 앞으로 나선다.

"그것은 음양의 법칙 때문이 아니겠습니까?"

'눈치 없는 녀석. 그만큼 기를 살려주었으면 기다리는 미덕도 가질 줄 알아야지.'

도무지 겸손을 모르는 녀석이다.

"음. 그 이유에 대해서는 내가 설명을 하지. 해가 있으면 달이 있어야 하고 남성이 있으면 반드시 여성이 있어야 하듯 음양의 법칙 안에서 존재하는 모든 사물은 반드시 짝이 있어야 한다. 그런데 부신을 찾을 수 없으니 어찌하겠는가?"

동무는 물을 한 모금 마신 후에 설명을 이어갔다.

"부신을 찾을 수 없었기 때문에 췌장 또한 인정할 수가 없었던 것이지. 소우주라고 하는 인체에서 음양의 조화로움을 부정하는 못된 상징이 되지 않겠는가?"

"아까부터 그 이유가 궁금했는데 이제 속이 시원해졌습니다. 감사합니다. 스승님."

"음. 그래, 그래."

동무는 용관의 인사를 받고 매우 흡족해했다. 이처럼 스승을 높일 줄 알아야 자신도 따라서 높아지는 법인데 영생이란 사람은 도대체 이런 이치를 모른다.

엎드려 절 받기라고 이런 걸 대놓고 가르칠 수도 없고 참 딱한 일이다.

"이 원리를 확인하기 위해 나 역시 영생이처럼 경락과 아시혈의 반응을 찾아가며 많은 고생을 했네. 그러니 공연한 거부감에 마음 고생 하지 말고 잘 활용했으면 하는 바람이네."

동무는 지긋한 표정으로 용관과 제자들을 바라보며 말을 마쳤다.

토론이 끝나자 영생은 부리나케 병원으로 달려갔다. 조금 전에 들은 이야기들을 전해주고 싶어 참을 수가 없었던 것인데 왜인을 만난 그는 심포와 삼초의 전설과 함께 오장오부로 맞추어진 도표를 보여주며 마음껏 자신의 지식을 뽐냈다.

"정말 멋있습니다. 제가 알아보니 2천 년 동안 내려온 것이라던데 단 3일 만에 그것을 찾아내셨네요."

왜인 의사는 도표를 보며 감탄해 마지 않았다.

"저의 스승님이 나라에서 큰 벼슬을 한 사람인데 역사를 바꿀 만큼 뛰어난 재주를 갖고 있습니다. 이 정도야 아무것도 아니지요."

복합체질의 진실

'이제 그만 손을 놓고 쉴 때가 된 것일까'

최근 들어 부쩍 기운이 떨어지고 몸이 쇠해진 것을 느꼈다. 원래 이 나이가 되면 손자들 재롱이나 보면서 마실이나 다녀야 했지만 점 잖은 체면에 그 짓도 할 수가 없고 마음이 답답했다.

제자들은 많아도 한참 아래뻘이라 속을 터놓고 얘기를 나누기 어려웠는데 자식들이 아침저녁으로 문안을 했지만 마음 한구석이 허전한 것은 여전해서 노년의 외로움을 달래주지 못했다.

"이제 그만 일을 놓고 쉴 때도 되지 않으셨습니까?"

환갑이 넘은 나이에 밤을 세워가며 글 작업을 하는 동무를 보며 셋째 부인은 이런 말을 했다. 하지만 살날이 많지 않아서일까?

연구에 대한 열정은 더욱 높아졌고 일에 욕심이 나서 몸에 무리가 가는 줄도 몰랐다. 어제도 밤늦게까지 사상체질에 관한 이론을 정리하느라 새벽녘이 되어서야 잠자리에 들었는데 그것이 화근이었다.

노인네 티를 내는 것도 아니고 채신머리없이 종일 누워서 앓는 소리를 해야 했는데 의원된 입장에서 부끄럽기 짝이 없는 일이었다. 남들이 보면, "지병도 못 고치는 사람이 남의 병 고치려 한다."며 어깃장을 놓을 것이 분명하지 않은가? 그러나 전신이 노곤해서 손가락하나 까닥할 수가 없었는데 체면도 중요하지만 당장 필요한 것은 기운을 차리는 일이었다.

동무에게는 오랜 지병이 있었다. 운 좋게 산속에서 귀인을 만나 많이 좋아지긴 했지만, 간장병이란 것이 완치가 어려워서 술을 많이 마시거나 기름진 육식을 먹고 난 다음날엔 어김없이 탈이 나서 고생을 해야 했다.

수십 년을 이렇게 병과 싸우다 보니 자신의 병은 물론 가족과 이웃에 있는 환자에 대해서도 잘 알게 되었다. 그런데 신기한 것은 환자들마다 각기 일정한 틀을 갖고 있어서 어떤 사람은 인삼이 잘 맞는가 하면 또 어떤 사람은 몸에 열이 난다며 불평을 하기도 했다.

다음 날 가까스로 기운을 추스르고 아침상을 받아 빈속을 채웠다. 그리고는 서책을 들여다보며 다시 연구에 빠져있는데 영생이 찾아왔다.

"같은 병인데 어째서 이 사람이 먹으면 약이 되고 저 사람이 먹으면 독이 된단 말이고?"

동무는 영생을 보며 혼잣말처럼 이렇게 말했다. 이 말을 듣고 제자 영생이 답했다.

"선생님께서 그러지 않으셨습니까? 맥이 약하고 느린 사람은 인삼이 맞고 맥이 날카롭고 강한 사람은 인삼이 맞지 않는다고요."

"그랬지. 그런데 말이야. 이 맥이란 것이 어떤 때는 빨리 뛰고 또 어떤 때는 느려져서 도무지 가늠이 어렵단 말이지."

그랬다. 맥이란 것은 본시 심장에서 오는 것인데 심장은 감정상태에 따른 변수가 많아 손목의 맥만으로는 체질을 구분하기 어려웠다.

체형이나 성격을 합쳐 비교하고 분석하는 과정을 거쳐 사상체질을 판별하려 노력한 것도 그 때문인데 이마저도 쉽지가 않아 애를 먹어야 했다.

유교적 사상의 영향을 받은 탓에 신분이 높고 품행이 바른 사람일수록 감정을 드러내지 않았고 이 때문에 성격을 알기 어려웠던 것이다.

사람의 체질을 네 가지로 분류하는 것도 쉬운 일은 아니었다. 사람의 성격이 넷으로 정해진 것도 아니고 체질이 서로 다른 부모에게서 태어난 경우 둘의 성질이 함께 나타나는 일도 적지 않아 판단이 쉽지 않았다.

"그래서 말인데 이번에 내가 사람의 얼굴 모양과 체형을 통해 병을 진단하는 방법을 연구해 보았네. 어디 한 번 보겠나?"

그러더니 동무는 영생이 앞에 그림 한 장을 내놓으며 며칠 동안 밤을 세워가며 수정해 놓은 것을 펼쳐 보였다.

종이에는 태양인과 태음인, 소음인과 소양인의 외모와 체형에 관한 글이 적혀있었다.

"선생님 대단하십니다. 이 많은 내용을 언제 다 연구해서 정리하신 겁니까?"

내용을 살펴본 영생이 입이 벌어지지 않는 가운데 동무가 다음 말을 이어간다.

"특별한 것은 아니네. 그동안 생각해둔 것을 끄집어냈을 뿐이지. 그런데 하나 걸리는 것이 있어."

"주역 말입니까? 선생님 사상체질의 근본을 주역에서 찾는 일은 좀 더 신중해야 하지 않을까요?"

영생이가 걱정을 하는 것도 무리는 아니었다. 주역을 바탕으로 사상인론을 만들고 체질을 넷으로 나누는 일은 기존 한방의학이 추구해온 것과는 상반되는 일이었다.

이 같은 주장은 지나칠 만큼 파격적이어서 동양철학의 기본 원리를 부정하고 정통 한의학의 근간을 허무는 일이 분명했다.

물론 동무라고 해서 처음부터 주위 사람들의 의견을 무시하고 주역을 그 자리에 앉힌 것은 아니다. 사상인론이 세상에 나왔을 때 한의원들이 반발할 것은 불을 보듯 뻔한 일이었지만 동무에게도 나름대로 사정이 있었다.

사람의 체질을 오행론에 맞추려면 다섯 체질이어야 했지만, 인간의 체질은 타고날 때부터 정해진 것이어서 옷감 재단하듯 마음대로 잘라 맞출 수가 없었다.

이에 반해 주역의 사상이론은 오행과 달리 넷이라서 동무가 찾아내서 정리한 네 가지 체질과 딱 들어맞았다. 관료의 역량과 의원의 품성을 두루 갖춘 동무가 이처럼 엉뚱한 이론을 고집한 배경에는 어쩔 수 없는 사정이 있었다.

"한평생 객지에 나가 많은 사람을 만났고 유랑과 민란을 겪으면서 힘들고 어려운 때도 적지 않았어. 그와 같은 격랑의 세월 속에서도 내가 늘 관심을 가져온 것이 사상체질이네.

남들은 오행을 말하지만 내가 그동안 살펴본 바로 사람의 체질은 넷이 분명하더란 말이지. 따라서 사상체질은 더 나누어지지도 않고 바뀌지도 않을 것이야."

마치 자신의 말을 각인시키기라도 할 듯 말을 마친 동무는 입을 굳게 다물고 영생이를 바라본다.

"그런데 말입니다. 사람은 움직이는 생명체이고 환경에 적응하다 보면 체질 또한 움직이는 것이 타당하지 않을까요?"

영생이 동무의 눈치를 보며 조심스럽게 의문을 제기했다. 하늘 같은 스승이라 토를 달기는 어렵지만 그렇다고 자신의 의견을 감추고 맹목적으로 추종할 수만은 없지 않은가?

물론 동무도 그런 제자를 원한 것은 아니다. 오히려 눈치를 보지 않고 자신의 뜻을 드러내는 영생이의 모습이 보기 좋았다.

"음. 좋은 질문이야. 나 또한 체질변화에 관심을 두고 많은 사례를 살펴봐 왔네. 그런데 체질의 변화는 일시적일 뿐 결국 본래의 체질로 돌아오더란 말이지. 자네라면 일시적으로 변화된 체질을 진정한 체질로 볼 수 있는가?"

여느 선비처럼 책을 끼고 앉아 철학을 논하는 것이 아니었다. 수십 년간 유랑을 하면서 자신이 실제 겪으면서 증명한 일을 말하는 것이라 영생은 더 이상 반론을 제기할 수 없었다.

"그 말씀 잘 새겨듣겠습니다. 그런데 선생님. 한 사람에게서 두 가지 체질 증상이 나타나는 것은 어떻게 받아들여야 할까요?"

영생이 묻는 것은 복합체질에 관한 것이었다. 사상체질 이론대로라면 한 사람에게 나타나는 체질 증상은 한 가지여야만 했다. 그러나 실제는 이와 달라서 두 가지 체질 증상이 함께 나타나는 경우가 적지 않았다.

태양인의 경우 간장과 관계된 증상 외에도 폐나 신장의 병증이 함께 나타나서 체질판별에 어려움을 겪은 적이 한두 번이 아닌 것이다.

"체질을 여덟이나 열여섯쯤으로 보고 판단하면 더욱 수월하지 않을까요?"

제자 중에는 이 같은 조언을 한 사람도 있지만 동무의 생각은 확고했다.

"내가 먼저 간 부인과 주위 사람들의 체질을 살펴본 결과 인간의 체질은 넷이 분명했네. 그 이상은 네 가지 체질이 복합되어 나타나는 현상일 뿐 독립된 체질이 아니야."

복합체질을 이해하기 위해서는 먼저 사상체질의 본질을 알아야 하는데 자네는 사상체질이 변하지 않는 이유가 무엇이라고 보는가?"

"부모로부터 물려받은 유전적 성질 때문이 아니겠습니까?"

"바로 그것이네. 내가 환자를 치료하면서 환자 부모의 병력을 살펴보는 이유도 그 때문이야. 부모 중 한 사람이 약한 위장을 갖고 있으면, 자식 또한 위장을 약하게 타고나고 간장이 약하면 간장을 약하게 타고나는 것이 인간의 숙명이네. 안골 김서방네 둘째 아들을 한번 보게. 아비가 폐병으로 죽었는데 그 아들마저 폐병이 들어 앓고 있지 않나?"

그 말을 듣고 나서 영생이는 고개를 갸웃했다. 폐병은 전염병이라서 아들이 폐병에 걸린 이유가 반드시 체질 때문이라고 보기엔 무리가 있다고 생각한 것이다.

이를 눈치챈 동무는 또 울컥했다. 개떡 같은 말이라도 찰떡같이 새겨들어야 하는 것이 선비의 덕목인데 이 사람은 도대체가 맘에 드는 구석이 없다.

'이런 녀석을 붙들고 내가 지금 무슨 소리를 하고 있는 것인가?!'

이런 마음이 들었지만 배우려는 자세가 갸륵해서 꾸욱 눌러 참기로 하고 다음 말을 이어간다.

"이웃 마을 박첨지네 외동아들을 본 적이 있지?"

"아! 네. 반위(위암)로 고생하고 있는 사람 말이지요?"

"그래. 박첨지한테는 안 된 말이지만 그 또한 유전병이 틀림없네. 가세가 기울고 마음고생이 심해서 그런 병에 걸렸다고 하지만 다른 사례와 비교해 보면 아비가 부실한 탓에 아들이 그런 몹쓸 병에 걸린 것이 틀림없어. 박첨지도 그러하거니와 그의 조부도 같은 병에 걸려 돌아가셨거든."

말을 듣고 보니 그랬다. 환자들 중에는 유전병을 물려받아 어려움을 겪고 있는 사람들이 적지 않은 것이다.

"여기 의원에 오는 환자 중에 복합체질을 나타내는 사람들이 있나 한 번 찾아보게."

동무의 말을 듣고 난 영생은 잠시 생각에 잠겨 환자들을 기억해 본다. 그리고는 생각이 난 듯 무릎을 치며 환하게 웃는다. 중환자의 경우 복합체질이 나타나는 경우는 드물었다.

"그렇습니다. 선생님. 왜 진작 그런 특징을 생각하지 못했을까요? 역시 선생님 눈썰미는 대단하십니다."

눈썰미가 아니라 분석력이었다. 이런 현상은 집중해야 알 수 있는 일이지 치료만 많이 한다고 볼 수 있는 것이 아니다.

"수없이 보아온 일이네만 환자의 체질이 복합되어 나타나는 경우는 더러 있지만, 기력이 떨어지면 결국 이렇게 본래의 체질로 돌아오더란 말이지. 타고난 체질은 결코 바뀔 수 없는 것이거든."

"그래도 복합체질을 무시할 수는 없는 것 아닙니까? 경우에 따라서는 본체질보다 복합체질 증상이 더 고통스러울 때가 있거든요."

영생의 말에 동무는 고개를 떨군다. 사상체질만을 주장해온 동무에게 이 같은 질문은 뼈아픈 지적이었다.

사상체질에서 심장이 빠진 이유

동무는 한숨을 한 번 쉬고는 음정을 낮추어 말을 이어나갔다.

"내가 사상체질을 발견한 것은 삼십이 되기 전이네. 사십이 되어서는 체질에 맞는 약재를 찾아 치료법을 얼마만큼 완성할 수 있었어. 그런데 내 동생과 조카를 치료하지 못하고 떠나보내야만 했네."

잠시 침묵이 흘렀다. 영생도 여러 경로를 통해 그와 같은 일을 알고 있었다.

주위에는 사십이 안 되어 세상을 뜨는 이가 적지 않았다. 나라님들의 평균 수명이 사십이 조금 넘는 상황에서 일반 백성의 명이 짧은 것은 숙명과도 같았다. 그러나 작금의 의술로는 어쩔 방도가 없는 일이었다.

"솔직히 말해 사상체질을 알아도 환자의 병을 모두 치료하기는 어렵지 않은가? 사상체질을 정확히 판별하는 일도 쉬운 것이 아니고, 이런 상황에서 복합체질까지 신경 썼다가는 모든 것이 뒤죽박죽되어 아무것도 할 수 없을 것이네."

"그럼 복합체질은 접고 갈 수밖에 없는 건가요?"

"반드시 그런 것만은 아니야. 복합체질의 근본이 사상에 있으니 체질 판별력을 높이고 치료법을 개선한다면 복합체질에 의한 증상 또한 자연히 사라질 것이 아니겠나?"

"말씀을 듣고 보니 정말 그런 것 같습니다. 스승님! 그런데 그 단계까지 가려면 오래 사셔야 되겠습니다."

영생의 얼굴이 밝아졌다. 이제야 속에 담아두었던 의문이 모두 풀린 것 같았기 때문이다.

"아니, 아무래도 그 일은 자네들에게 달린 것 같네. 내게 남은 시간이 많지 않아."

동무는 말을 마치고 먼 산을 바라본다. 자신의 삶이 얼마 남지 않음을 느끼고 있었던 것이다.

"무슨 말씀을 그렇게 하세요. 적어도 10년은 더 사셔야지요."

영생이 말도 안 된다는 듯 목소리를 높였다.

그나저나 영생이의 말에 일일이 대꾸를 하다 보니 급작스럽게 피로가 몰려왔다. 두 해 전만 해도 몇 시간씩 토론을 해도 끄떡없었다. 그러나 노인의 힘은 한 해가 다르다 했던가?

올해 들어서는 부쩍 기운이 없고 조금만 움직여도 숨이 차올랐다. 그런데 눈치가 없는 건지 없는 척을 하는 건지 영생이란 녀석은 끊임없이 질문을 해댔다.

"그런데 선생님. 사상인론에서 심장을 제외한 것은 무슨 이유 때문입니까."

몸도 피곤하고 그만 쉬고 싶은데 흥미를 느낀 강아지 모양 이렇게 물고 늘어지며 질문을 해오니 향학열에 불타는 제자를 돌려보낼 수도 없고 여간 피곤한 것이 아니다.

사실 오랫동안 골치를 썩이며 애를 먹었던 문제였다. 피하고 싶었지만 이리 대놓고 질문을 하니 말을 안 할 수도 없고 난감한 일이다.

동무는 길게 한숨을 쉬고 난 뒤 다시 말을 이어갔다.

"자네도 알다시피 사상인론은 태소음양의 이론을 따른 것이 아닌가? 그렇다 보니 오행 중에 하나는 제외될 수밖에 없었지."

"그렇지만 하필 왜 심장입니까. 심장이 멈추면 죽는 것인데 이처럼 중요한 장기가 **빠졌다**는 것을 납득하기가 어렵습니다. 단지 사상 인론에 맞추기 위해 그런 것은 아닌가 하고 의심하는 사람들도 있고요."

집요한 녀석이다. 하긴 처음 제자로 받아들이면서부터 후회를 했던 일이다. 무릇 제자란 스승이 이렇다면 이렇고 저렇다면 저런가 보다 하고 적당히 물어갈 때도 있어야 하는 법이다. 그런데 이렇듯 매사에 말이 많으니 사람이 피곤해지는 것이다.

'아니, 그럼 내가 되지도 않는 것을 억지로 꿰맞추었다는 것인가?'

동무는 속에서 뜨거운 것이 올라오는 것을 느낀다. 감정을 추스르느라 잠시 눈을 감고 마음을 진정시키려 애썼다.

사실 이것은 나의 못된 성미 때문이지 영생의 잘못이 아니다. 자신이 알 수 없는 것을 스승에게 묻는 것은 당연한 일이 아니던가?

본래 태양인은 간장에 열이 많아서 내 맘대로 안 되면 울화가 치미는 것을 참기 어렵다. 이를 잘 알고 있는 동무였지만 사람의 일이 마음 같지를 않아 평생을 노력해도 안 되는 것이 이놈의 성질머리였다.

"아무려면 내가 없는 사실을 뚜들겨 맞추기 위해 심장을 **빼놓았겠나?** 자네도 환자를 치료해 봐서 알겠지만 심장과 비장은 하나로 묶여 있어서 비장을 치료하면 심장은 저절로 치유가 이루어지더란 말이지. 내가 오행 중에 화(火)를 제외하고 목, 토, 금, 수에 해당하는 장기만을 넣은 것은 이렇게 임상에서 나타난 결과를 분석하고 살펴가며 얻은 결론일세."

동무가 세 가지 불용법칙을 세우고 고집을 한데는 이런 확신이 있었기 때문이다. 사상체질에 대한 동무의 의지는 너무도 확고해서 영생이도 더 이상 주역과 사상인론에 대해서는 입을 다물 수밖에 없었다.

그런 영생이를 보며 동무는 앞날을 예견하듯 말을 이어갔다.

"사람들이 어떤 반응을 보이든 간에 사상체질은 백 년 안에 세상을 풍미하고 말 것이야. 존재와 이치가 분명한데 어떻게 인정을 하지 않을 수가 있겠나?"

여기까지 얘기를 마친 동무는 잠시 숨을 고른 다음 심오한 눈빛을 하고 다음과 같이 말했다.

"내가 장담하건대, 필시 후세에 현인이 나타나서 사상체질의 과학적 구조를 밝혀내고 내 생각이 옳다는 것을 증명해 낼 걸세."

소음인과 비장

집으로 돌아와 저녁을 먹고 난 영생은 툇마루에 앉아 깊은 생각에 잠겼다. 낮에 스승과 나눈 내용 때문인지 속이 편치 않았다. 본의는 아니었지만 왠지 스승을 믿지 못하고 어리석은 질문을 퍼부은 것 같아 마음이 찜찜했던 것이다.

친구들이 하도 막말을 해대니까 그런 질문을 한 것이지 영생 자신이 그런 마음을 가진 것은 아니었기 때문에 공연히 덤터기를 쓴 것 같아 억울한 심정이 되었다.

주변의 시선이 따가운 것은 사실이어서 사상체질에 관한 내용을 들은 사람들의 반응은 차갑고 비판적이었다. 특히 의원을 하고 있는 친구들은 노골적으로 스승을 못마땅하며 비아냥거리기까지 했다.

"그 양반도 이제 노망이 들 때가 되었지. 암, 그럼, 그럼. 환갑진갑 다 지냈으니 어찌 안 그렇겠어?"

"그런데 태양인은 뭐고, 소음인은 또 뭐야? 돈도 많고 벼슬까지 한 양반이 한의원은 뭐하러 차렸대? 우리같이 없는 사람들이나 먹고 살게 놔두지 않고선. 듣자니까 고관대작 하던 사람이 한의원을 한다니까 환자들이 떼로 몰려온다지 아마?"

예나 지금이자 누가 잘 되면 떠도는 말이 많기 마련이다. 아무려면 스승님이 돈을 벌자고 한 일일까. 모두 백성들 삶을 이롭게 하고

자 하는 일인데 왜들 저러는지 영생은 가슴이 답답해 왔다.

'괜히 친구들에게 사상체질 얘기는 해가지고…"

그의 스승 동무가 사상체질을 발견하여 동의수세보원이란 책을 완성한 것은 1893년이었다. 그러나 미진한 부분이 많아 세상에는 알리지 않고 제자들에게만 공개한 다음 환자들에게 적용하는 임상 단계에 있었다.

이런 사정 때문에 구체적인 내용은 제자들만 알고 있는 것이었는데 영생이 친구들을 모아놓고 내용을 까발리는 통에 이 사단이 나고 말았다.

모두가 잘해 보자고 한 일이었다. 선생이 세운 이론에 따라 환자를 치료해서 병이 나으면 지들에게 도움이 되면 되었지 손해 날 일이 없다고 생각했다.

'의원이 환자들 병만 고치면 되었지. 트집 잡을 게 무엇이라고 저렇게 핏대를 세운단 말인가?'

영생은 그런 친구들을 이해할 수가 없었다.

'한심한 놈들. 이참에 아예 절교를 해버릴까?'

꽁한 성격에 모진 마음을 먹어보지만 그래 봤자 자신만 외롭지 이득 될 것이 없다. 따돌림은 기분 나쁘고 고독한 일이다.

영생은 자신도 모르게 한숨을 쉬었다. 생각해 보면 억울한 것이 많았다. 스승님이 화를 내는 이유는 알겠지만 그렇다고 얼굴까지 붉힐 것은 또 무엇이란 말인가?

남들이 궁금해하는 걸 자신이 대신 물었을 뿐 다른 의도는 없었다. 그런데 저토록 곡해를 해서 노여워하니 친구들과 스승 사이에 끼어 자신만 곤란해진 것 같아 속이 상하는 것이다.

사실 낮에 스승께 물었던 질문들 대부분은 저들이 영생하게 던졌던 질문이었다. 물론 자신도 궁금하게 여기던 내용이었는데 스승의 말을 듣고 나니 그래도 가슴 속이 한결 시원해지는 것 같았다.

원래 궁금한 것이 있으면 속을 열어봐야 직성이 풀리는 그였다. 그런 영생이를 두고 동무는 영생이의 체질을 태양인으로 진단했다. 그렇지만 정작 영생은 자신의 체질을 소음인으로 판단했는데 성격이나 체형은 태양인임이 분명했지만 먹는 음식을 살펴보면 소음인에 가깝다고 본 것이다.

영생이 스승의 말을 어겨가면서 자신을 소음인으로 판단한 데에는 그만한 이유가 있었다.

얼마 전부터 가슴이 답답하고 아랫배가 묵직해지더니 이십 년 동안이나 잊고 있던 통증이 되살아나며 그를 당혹스럽게 했다.

명치 옆이 아프고 아랫배가 묵직해지는 느낌은 서른 살 때 부자가 든 약을 잘못 먹고 위장에 문제가 탈이 났을 때 나타났던 증상이었다.

도인을 만나 치료를 받은 이후로는 한 번도 볼 수 없던 증상이어서 그동안 거의 잊고 지냈다. 그런데 갑자기 불쑥 나타나서는 이렇듯 사람을 불안하게 만드는 것이다.

가끔 당시의 일을 기억해보려고 애를 쓴 적도 있다. 그러나 통증의 형태가 워낙 기묘해서 그 느낌을 알기 어려웠는데 이렇듯 애매한 시점에 찾아와서는 그 느낌을 전하고 있다.

그놈이 틀림없었다. 이번에 영생이에게 찾아온 병증은 오래전 그를 고통에 빠뜨린 범인의 얼굴을 하고 있었다.

다시는 만나지 않을 것이란 확신에 방심하고 있었다. 그런데 그런 그를 비웃기라도 하듯 이처럼 요사한 얼굴을 들이밀며 자신의 존재를 확인시키고 있는 것이다.

'이것이 왜 나타난 것일까?'

생각해 보니 그동안 무리를 하긴 했다. 1년 내내 이런저런 일로 심신이 고단했고 몇 달 전부터는 스승님의 일을 돕느라 밤늦게까지 글 작업에 매달렸으니 탈이 났다고 해서 이상할 것이 없었다.

과로에는 장사가 없는 법이니까. 아무리 좋은 보약을 먹어도 들어오는 기운보다 나가는 기운이 많으면 탈이 나기 마련이다.

며칠 전부터 체중이 줄고 코피가 나는 등 몸 상태가 좋지 않아 애를 먹고 있었다.

청춘도 아니고 나이 오십이 넘은 사람이 과로를 밥 먹듯 했으니 몸이 견뎌낼 도리가 없는 것인데 결국 이틀을 쉬면서 몸에 휴식을 주고 치료에 집중할 수밖에 없었다. 그런데 증상이 발생한 시점이 묘했다.

한참 심포와 삼초, 비장에 관한 내용을 살펴보고 있을 때였는데 무심코 다리를 손으로 잡았을 때 정강이뼈 안쪽 비장경에서 자지러질 듯 심한 통증이 나타났다. 살펴보니 퍼렇게 멍까지 들어있는 것이 도무지 무슨 일인지 알 수가 없었다.

'어디 부딪친 적도 없는데 멍이 왜 든 거지?'

희한한 일이 아닐 수 없었다.

이런 일은 처음이라 고개가 갸웃해진다. 그러고 보니 얼마 전부터 명치 옆쪽에 있는 갈비뼈 부근에서 둔통이 나타났고 가슴 한쪽이 너무 아파 신음소리를 낸 일이 있었다.

통증 부위가 신장경이었기 때문에 왼쪽 신장기맥을 치유했지만, 웬일인지 잘 낫지 않아서 애를 먹고 있었는데, 다시 나타난 통증 부위가 다리의 비장경이고 보니 생각이 많아졌다.

통증이 나타난 곳은 좌측 다리였지만 우측 팔에 있는 심장경을 치료했을 때 확연히 좋아지는 것을 발견했기 때문이다. 낮에 스승에게 들었던 말을 참고했던 것인데 그러고 보면 사상인론에서 심장이 빠진 이유를 알 것 같았다.

"심장을 치료하면 비장이 좋아지고 비장을 치료하면 또 심장이 좋아진다."고 했던 스승의 말이 기억났던 것인데 그런데도 불구하고 아쉬움이 남는 것은 어쩔 수가 없었다.

이번 경우처럼 침과 뜸을 놓아 비장경과 심장경을 치료하면 될 일을 굳이 심장을 뺀 부분이 마음에 와 닿지 않는 것이다.

이론과 사실과의 모순된 관계가 영생이를 괴롭혔던 것인데 이 같은 갈등은 사상인론이 갖는 이론의 한계였다.

사상체질의 침구학적 구조

영생이 두문불출하고 사상체질의 구조를 연구하기 시작한 지도 수 개월이 지났다.

스승을 만나고 온 날부터 머릿속에서 문득문득 이상한 형상이 떠올랐고 생각을 하면 곧 지워지곤 했는데 같은 일이 반복되다 보니 짜증이 나고 아무것도 할 수 없는 지경에 이르렀다.

'도대체 이것이 무엇이기에 이처럼 사람의 마음을 사로잡는 것일까?'

아무리 생각을 해도 이해할 수 없는 것인데 가족들의 눈에도 영생의 행동은 이해하기 어려웠다.

갑자기 어떤 상념에 사로잡혀서 도무지 다른 일은 하려 하지 않았고 머릿속을 싸고도는 미묘한 영상에 사로잡혀서는 그 느낌을 잡아내기 위해 수없이 그리기를 반복하며 애꿎은 종이를 망치고 있는 것이다.

그러던 어느 날 영생은 이상하게 생긴 모양의 그림을 그리고는 흡족한 웃음을 지었다.

"맞아. 바로 이것이었어. 드디어 해냈어. 해냈다고. 하하하!"

영생은 한 바탕 웃어 재끼고는 그림을 벽에 걸어 놓고 흐뭇한 표정으로 바라본다.

'스승님이 인물은 인물이야.'

그림을 보며 스승을 생각하는 것은 이 모든 것이 그분으로부터 시작된 일이기 때문이다. 스승이 자신의 뜻을 받아들이지 않았다면 사상체질과 침구학을 접목하는 일은 시도조차 하지 않았을 가능성이 컸다.

이전부터 생각은 갖고 있었지만 엄두가 나지 않아 차일피일 미뤄온 것이 사실이기 때문이다.

'어서 빨리 이걸 완성해서 스승께 보여드려야지.'

영생은 새로운 이론을 자랑할 마음에 벌써부터 마음이 들떠 있었다. 그는 종이를 아끼지 않고 머릿속에 있는 영상들을 그림으로 표현하기 시작했다.

동무와 영생은 묘한 공통점을 갖고 있었다. 둘은 스승과 제자 사이였지만 때론 친구처럼 티격태격했고 감정이 상해 얼굴을 붉히는 일도 종종 있었다.

고분고분하지 않은 제자 때문에 화가 날 때도 많았지만, 감정이 쌓이지는 않았고 오히려 그를 기다릴 때가 많았다. 다른 제자들은 문하생이 되어 함께 일하기를 바랐지만, 영생은 자신만의 길을 가기를 고집했고 필요할 때마다 찾아와서는 염장을 지르곤 했다.

그런데도 그런 그가 밉지 않고 정이 가는 이유는 동무와 닮은 것이 많아서였다.

의견이 다른 것은 개성이 강하기 때문이고 논제를 두고 부딪치는 것은 주장이 강한 태양체질의 특성 탓이었다. 가끔 엉뚱한 짓을 하는 것을 보면 짜증이 났지만, 그 또한 천재성을 가진 사람들의 특이한 행동 중 하나로 이상하게 볼 것은 아니었다.

'이 사람이 한 번 들를 때가 되었는데…'

오늘도 은근히 영생이 기다려지는 것인데 제자들의 말에 의하면 약초를 캐러 강원도에 간지 달포가 되었다고 했다.

그 시간 영생은 누워서 배를 눌러가며 복진을 한 다음 손목에 맥을 짚어가며 확인하기를 거듭했다.

'맞아. 틀림없어. 배꼽 주변의 기맥과 경락은 하나가 틀림없어. 배꼽을 생명이 시작된 곳이니 본래의 기능을 복원하면 사상체질 판별은 물론 모든 병을 고칠 수 있을 거야.'

확신을 한 영생은 그려놓은 그림을 챙겨 스승에게로 달려갔다.

"스승님 안에 계십니까."

"어험. 누구인가?"

동무는 자신의 마음을 들키지 않으려고 일부러 모른 척을 한다.

"저. 영생입니다."

"음. 그래 들어오게나."

"오늘 제가 선생님께 보여드릴 것이 있어서 왔습니다."

영생은 가져온 그림을 스승 앞에 펼쳐놓는데 그 표정이 얼마나 순수한지 마치 자신이 딴 과일을 보여주며 자랑하는 아이 같았다.

"이것은 무엇을 그린 것인가? 경락 같기도 하고…"

"물론 경락이라고 해도 잘못된 것은 아니라고 봅니다. 기존에 없던 것을 찾아서 완성한 것이니까요. 기맥의 수가 모두 열여섯 개이니 그냥 16기맥이라고 부르는 것이 어떻겠습니까?"

"음. 그것도 괜찮은 것 같네. 기억하기도 좋고."

"그나저나 이것을 자네가 발견하였다는 것이 사실인가?"

스승의 눈이 크게 떠졌다.

"이것이 사실이라면 정말 엄청난 발견일세그려."

그러면서 동무는 그림을 이리저리 살피며 내용을 파악하려 애

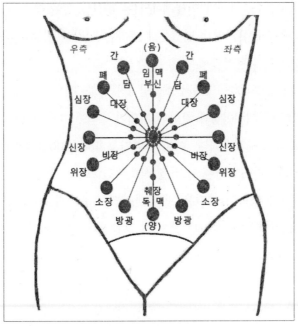

배꼽과 16기맥

쓴다.

"우선 속이 출출하니 저녁이나 일찍 먹고 나서 애기를 하도록 함세."

동무는 문밖에서 마당을 쓸고 있던 하인을 불렀다.

"여기 오리 한 마리 삶고 거하게 한 상 차려오라고 전하게나."

"예. 주인마님"

귀한 오리를 삶으라고 한 것은 태양인이 먹을 수 있는 육류가 오리밖에 없었기 때문이다. 하인이 물러가자 영생이가 의아한 표정으로 묻는다.

"스승님 누가 또 옵니까?"

"누가 오기는, 자네가 이렇게 큰일을 했으니 상을 주려는 거지. 그나저나 배꼽에서 기맥은 찾았는데 문제는 이것을 어떻게 활용할 것인가 하는 것이 관건일세."

"그러게 말입니다. 그래서 스승님께 들고 온 겁니다."

"그런데 이것은 어떻게 찾아낸 것인가?"

"저도 잘 모르겠습니다. 여기 다녀가고 하루쯤 되었을까요?! 갑자기 머릿속이 밝아지면서 묘한 영상이 떠오르더니 사라졌다가 나타나고 그랬다가는 또 사라지는 것이 반복되지 뭡니까, 그렇게 달포 간 실랑이를 하다 겨우 찾아낸 것이 이 그림입니다."

"신기한 일이로군. 이제 자네도 영안이 열리는가 보네그려."

"영안인지 집착인지 모르지만 이 기맥 안에 들어있는 장기를 찾아 맞추느라 얼마나 기를 썼는지 기운이 하나도 없습니다."

영생은 그동안의 과정을 떠올리며 감회에 젖는다.

"어찌 안 그렇겠나. 경락을 다시 쓰는 일인데…"

그랬다. 기맥에 맞는 장기를 찾기 위해서는 혈자리를 일일이 눌러가며 손목의 맥과 비교하고 아시혈들의 반응을 살펴야 했는데 한동안 미친 사람처럼 연구와 실험에 빠져 살아야 했다.

"아무튼, 힘에 부쳐서 죽는 줄 알았습니다."

"그런데 말이야. 과연 이것을 증명할 수 있을까?"

"저도 그것이 걱정입니다. 손으로 기를 넣어보면 분명히 느껴지는데 침이나 뜸으로는 꼼짝도 하지 않는단 말이지요."

"그럴 리가 있나. 침으로 안 듣는 것이 어디 있다고."

'그럼, 스승님은 왜 침을 안 놓고 약만 쓰십니까?'

이 말이 목구멍까지 올라왔지만 영생은 꾸욱 눌러 참는데 이때 동무의 입가에서 미소가 사라졌다. 양생이의 마음을 눈치챈 것이다.

'그렇게 눈치를 주어도 알아먹지를 못하고…'

왜 이 사람하고는 이렇게 부딪치는지 알 수 없는 일인데 동무는 이내 자신의 결정을 후회했다.

'굳이 오리까지 삶을 필요가 있었을까? 된장찌개면 충분했을 것을…'

하긴 먹는 것 갖고 생색내는 것만큼 치사한 짓이 없다. 영생과의 궁합은 나쁜 것이 아니라고 조금 전까지도 그리 생각하지 않았던가?

"스승님. 그런데 말입니다. 이쪽 우측의 간장이 실증이라면 좌측의 간장은 허증이 되지 않을까요?"

스승의 감정은 아랑곳하지 않고 영생은 또 엉뚱한 발상을 한다.

"그건 또 무슨 소리인가? 왼쪽과 오른쪽을 허실로 보다니."

한방에서 침을 놓을 때는 음양과 대비되는 장기를 서로 비교해서 실증과 허증으로 나누어 치료를 한다. 예를 들어 음부의 장기인 간장이 실증이면 양부의 장기인 담(쓸개)은 허증이 된다.

이런 방식으로 진단할 때 우측이면 우측 좌측이면 좌측 한쪽의 장기끼리만 비교하는 법인데, 영생이는 엉뚱하게도 좌측과 우측을 서로 비교하며 허증과 실증을 논하고 있는 것이다.

동무가 눈을 크게 뜨며 이렇게 묻는 것도 그 때문인데 영생은 들은 척도 않고 자기 논리에 빠져서는 다음 말을 이어갔다.

"간장이나 심장은 하나인데 경락이 두 개가 있다면 다른 하나가 실증일 때 다른 하나는 허증이 되어야 맞지 않습니까? 그렇지 않으면 두 개가 있을 까닭이 없지요."

"그것은 어디에 나오는 이론인가? 들어본 적이 없는 것인데."

"저도 지금 이 그림을 보면서 생각한 겁니다. 옛날 사람들이 신도 아니고 모든 것을 다 알고 정한 것은 아니잖습니까? 우리는 우리대로 새 이치를 찾아가야지요."

'영생이 이 사람 엉뚱하기는 하나 역시 범상치 않은 인물이다. 이래서 내가 이 사람을 좋아하는 것이지.'

동무는 그의 말에서 새로운 영감을 얻었음을 직감하고 마당에서 빗자루 질을 하고 있던 갑덕아범을 불렀다.

"주방에 가서 전 몇 가지 더 부치고 술도 한 병 가져오라고 하게. 향이 좋은 놈으로다가."

음양의 허실과 보사의 법칙

질병이 발생하는 이치

동무와 영생이 하는 대화를 이해하기 위해서는 아래의 그림에서 나타난 이치를 알아야 한다.

한방의학에서는 질병이 발생하는 이유를 아래 그림에서 표현한 원리를 통해 설명하고 있다. 심장과 소장은 음과 양으로 대립하고 있는데 우리 몸이 정상일 때는 아래의 그림 위쪽처럼 음과 양의 기운이 균형을 이룰 때라고 한다.

몸이 약해질 경우 음과 양이 균형이 깨어지며 병증이 나타나게

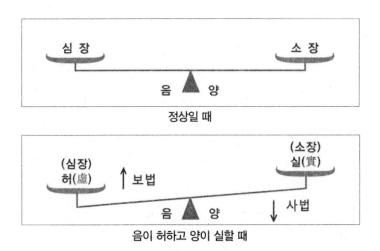

정상일 때

음이 허하고 양이 실할 때

된다. 이때 기운이 올라간 쪽을 실증이라고 하고 기운이 약해진 쪽을 허증이라고 한다.

병을 치료하기 위해서는 기울어진 기운을 다시 올려주어야 한다. 약해진 쪽을 올려주는 방법을 보법이라 하고 올라간 쪽을 사법이라고 하는데 침을 놓을 때는 주로 사법을 사용하게 된다.

앞의 그림은 심장이 허하고 소장이 실한 상태를 나타내고 있다.

사상체질의 침구학적 구조

동무는 영생의 말을 듣기가 무섭게 종이에 새로운 그림을 그려나 갔다. 금방 열여섯 개의 기맥이 그려지고 장기의 허실이 드러났다.

"우측의 간장이 실증이면 좌측의 간장은 허증이고 다시 우측의 폐는 허증이 되지 않겠나?"

"그렇지요. 그리고 그 밑의 우측 심장은 다시 실증이 되고요. 이렇게 실증과 허증이 공평하게 자리 잡으며 음양에 맞는 허실구조가 형성됩니다."

시험지를 오래 붙들고 있다고 좋은 답이 나오는 것은 아니었다. 공부가 잘되어 있으면 담배 한 대 피울 시간만 있어도 충분한 것인데, 두 사람은 밥상을 차려오기도 전에 16기맥의 허증과 실증의 구조를 완성해냈다.

영생은 실증과 허증을 가려 다음과 같은 결론을 추출하였다.

"일전에 '소음인은 "신대 비소"라고 하여 비장과 위장이 약하고 신장이 강하다. 그리고 태음인은 간대 폐소하여 간장이 강한 반면 폐가 약하다.'고 하셨지요? 이 그림에서 나타난 병증구조를 살펴보면 소음인은 물론 태음인의 특성이 명확하게 나타나 있습니다."

"허허허! 참 그럴듯해 보이는구먼."

동무는 매우 만족했는지 만면에 웃음이 번져갔다.

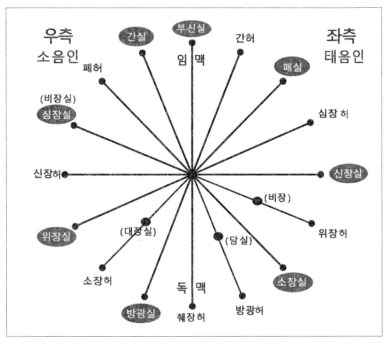

소음인과 태음인의 병증구조

소음인의 약한 장기 : 임맥, 우측 간장, 심장(비장), 위장, 방광.
태음인의 약한 장기 : 임맥, 좌측 폐, 신장. 소장

"모습만 그런 것이 아니라 내용면에서도 완벽해 보입니다. 이쪽 우측이 소음인이면 좌측은 태음인의 구조가 아니겠습니까?"

"그러게 말이야. 소음인이 약한 장기와 태음인이 약한 장기 그리고 강한 장기의 조합이 지난번 우리가 의논했던 내용하고 딱 들어맞는군그래. 음. 오늘 자네 아주 큰일 했네."

"아닙니다. 저야 뭐 스승님이 지어 놓은 집에 기와 몇 장 얹었을 뿐인 걸요. 하하하!"

둘은 그렇게 서로 칭찬을 주고받으며 호탕하게 웃었다. 그러는 사이 하인이 밥상을 들여왔다.

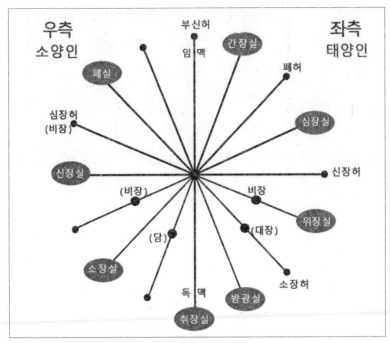

소양인과 태양인의 병증구조

태양인의 약한 장기 : 췌장, 좌측 간장, 심장, 위장, 방광.

소양인의 약한 장기 : 췌장, 우측 폐, 신장. 소장

"금강산도 식후경이라고 우선 식기 전에 밥부터 먹고 다시 시작해보세나."

저녁 식사를 마치기가 무섭게 영생은 붓을 들어 태양인과 소양인의 허실구조를 그려나갔다. 동무가 그려놓았던 그림과 반대되는 구조를 표현해 놓은 것이다.

"보십시오. 앞서 본 그려놓은 그림이 소음인과 태음인의 구조라면 지금 이 그림은 태양인과 소양인의 허실 구조라고 생각됩니다."

그러면서 그는 태양인과 소양인의 약한 장기와 강한 장기를 구분해 놓는다.

"이러면 좌측은 태양인이 되고 우측은 소양인이 되는 것이지요."

영생은 붓을 놓으며 자신 있게 논리를 펼쳐나갔다.

"음. 맞아. 잘 표현하였네."

동무는 고개를 끄떡였다.

이와 같은 구조가 갖는 의미는 컸다. 인체의 장기에서 일어나는 허증과 실증을 실시간으로 알 수 있을 뿐만 아니라 사상체질의 침구학적 구조를 일목요연하게 파악할 수 있는 것이다.

허증과 실증이 발생하는 이치

"이 구조를 자세히 살펴보니 경락과 경락 사이에서 발생하는 허증과 실증이 왜 생겨나는지도 이해할 수 있구먼."

"그렇지요. 우측 간장의 기운이 부족하면 좌측 간장에서 기운을 보태주는 원리가 아니겠습니까?"

"맞아. 우측 간장에서 병에 의해 실증이 나타나면 좌측 간장에서 기운을 돕게 되고 이 같은 반응이 허증으로 나타나는 것이지. 병증이 발생한 곳에 침이나 뜸을 놓으면 그 열이 경락에 닿아 병을 이겨내게 하는 것이네. 이것은 우측과 좌측을 비교하지 않으면 알기 어려운 일이야."

"우측이나 좌측 한쪽만을 보아도 결과는 같습니다. 이 구조 안에서는 육장육부의 모든 장기가 음양의 법칙과 한 치의 오차도 없이 작용합니다.

소음인의 병증 구조를 한 번 보세요. 간이 실이면 담이 허가 되고 심장이 실이면 또 소장은 허가 되는 구조를 갖고 있어요. 완벽하게 모든 이치가 들어맞습니다."

동무는 고개를 끄떡였다. 어떻게 이런 일이 가능했던 것일까?

"만약에 말이죠. 이 기맥 중에 심장과 폐의 위치가 서로 바뀌었다면 모든 것이 엉망이 되었을 겁니다."

"그러면 심장과 소장이 함께 실이 되게 되니 음양의 법칙에 반하게 되겠지."

"그렇습니다. 만약 오늘 제가 여기 오지 않았다만 저 혼자 짜 맞춘 것으로 오해할 수도 있을 것 같습니다."

"허허허! 그것참 다행이군. 이제 술 한잔하고 잠시 쉬어가세. 너무 몰아대다 보니 숨이 차."

"예. 제가 한 잔 올리겠습니다."

사실 동무는 오래전에 술을 끊었다. 영생이를 위해 가져왔을 뿐인데 기분이 너무 좋다 보니 영생이가 따라주는 대로 시원하게 한 잔 들이켰다.

"자네도 한 잔 들게나."

"네. 그런데 스승님 문득 든 생각인데 이치는 분명하지만 이것을 어떻게 증명하지요? 이론이 완성되려면 결과가 뒷받침되어야 하는데 침을 놓아도 이렇다 할 반응이 없으니 말입니다."

"정말 그렇군."

동무는 갑자기 기운이 빠졌다. 하여튼 이 친구 분위기 깨는 데에는 소질이 있다. 이런 얘기는 좀 참아두었다가 나중에 할 일이지 한참 흥이 올라가는 지금 꺼낼 건 또 무엇이란 말인가?

"참. 답답한 노릇일세. 자네 덕에 사상체질의 침구학적 구조까지 다 완성한 것으로 생각했는데 자네 말을 듣고 나니 배꼽의 기능을 복원하기 위해서는 특별한 열쇠가 필요할 것 같아."

그 말에 한참 신이 나 있던 영생도 기운이 빠지는지 아무런 말이 없었다. 잠시 침묵의 시간이 찾아왔다.

"스승님. 제 생각에는 이 이론은 증명이 될 때까지 한동안 묻어두는 것이 좋을 것 같습니다."

침묵을 깨고 영생이 나지막한 목소리로 말했다.

"이 이론은 지금 시대에는 밝히기가 쉽지 않을 것 같습니다. 침구학의 근간을 뒤흔들 수 있는 내용인데 의원들이 가만히 있겠습니까? 확실한 효과로 증명을 할 때까지는 아무도 모르게 스승님하고 저하고만 알고 있는 것이 좋을 것 같습니다."

동무는 영생의 말을 들으면서 한석지 선생이 쓴 명선록 생각이 났다. 명선록은 조선의 유생들이 떠받들고 있는 성리학을 비판한 내용으로 자신이 찾아내어 세상에 알린 책이었다.

책이 나오고 난 뒤 선비들은 저희들 부모 욕이라도 보인 것처럼 흥분했고 가까운 친구들마저 등을 돌리는 격한 상황에 몰린 적이 있었다.

"허어. 잘 못 하면 또 역적이 되어 몰매를 맞게 생겼구먼."

"그렇습니다. 지금도 사상체질을 못마땅해 하는 의원들이 많은데 이 이론까지 나오면 이후의 일을 어찌 감당할 수 있겠습니까?"

"알았네. 그럼 당분간 이 일은 덮어두기로 하세나."

사상체질의 침구학 이론은 이렇게 해서 모습을 감추게 되었다. 배꼽의 기능을 복원하는 일은 생명을 불러오는 것만큼이나 의미가 있는 일이다. 당시는 곧 해결이 될 줄 알았지만, 배꼽의 문을 여는 일은 쉽지 않아서 결국 자손들에게 숙명적 과제로 남겨지고 말았다.

낮에 지는 별

동무는 병석에 누워 지난 일들을 돌아보았다. 40세에 군관으로 시작해서 60세에 정삼품의 관직을 맡았고 임무를 성실하게 수행하여 고원군수가 되기에 이른다.

62세에 고원군수를 그만두고 함흥으로 돌아오기까지 20년이 넘게 관직에 있으면서, 나라와 백성을 위해 일했으니 사대부가의 자손으로 태어난 역할을 충분히 하였고, 조부의 기대에도 부응했다는 만족감을 가질 수 있었다.

"이만하면 모든 걸 다 이룬 것이야."

무엇보다 자신의 역작인 동의수세보원에 사상체질을 담은 것이 가장 흡족했다.

인생을 모를 때는 벼슬을 해서 이름을 알리고 집안을 빛내는 것이 가장 큰 일이라고 생각했다. 그러나 격치고를 집필하는 과정에서 자신에게 주어진 사명이 사상체질을 찾아 의학으로 완성하는 것이란 사실을 깨달았다.

기력이 쇠진했음에도 불구하고 무리를 하면서까지 동의수세보원을 완성하고자 애를 쓴 이유도 그 때문인데, 이제 생각하니 사십이다 되도록 전국을 유랑한 것도 모두 사상체질을 완성하기 위한 준비 과정이었다는 생각이 든다.

벼슬에 올라 많은 백성을 구한 것 또한 이와 무관하지 않았다. 다양한 경험을 통해 사람들에게 나타나는 체질의 특징에 관해 알 수 있었고 백성들의 삶을 보살피며 의술을 베푸는 과정에서 공통된 특징을 찾아 동의수세보원을 완성할 수 있었다.

'지금 다시 그 순간이 온다면 다른 선택을 할 수 있을까?'

동무는 입가에 미소를 지으며 고개를 저었다. 왠지 자신이 걸어온 길 중 단 하나도 바꿀 수 없을 것 같은 생각이 든 것인데 동무에게 운명이란 그런 것이었다.

무심히 행해진 것 같았던 삶의 순간들 모두 나름대로 이유가 있었고 제각기 놓여 있어야 할 곳에 자리하고 있었다.

알곡과도 같은 삶이었다. 이전에는 나라와 백성을 위해 큰일을 하는 것이 자신에게 주어진 운명이라고 생각했다. 그러나 격치고를 집필하고 동의수세보원을 완성하면서 이것이 진정 이번 생에 자신에게 주어진 과업이란 것을 깨닫게 된다.

나이 육십에 관직을 내려놓고 사상체질 완성에 모든 기운을 쏟은 것도 그 때문인데 운명을 이길 장사는 없는 법이다.

"아버님. 몸 상하십니다. 무리하지 마시고 쉬엄쉬엄하십시오."

아들 용해의 만류에도 불구하고 연구를 서둘렀던 이유도 자신의 삶이 얼마 남지 않았다는 것을 알았기 때문이다. 원래 이 나이가 되면 귀신이 보이고 앞날이 느껴지는 법이다.

가끔 정신을 놓을 때면 구름 저편 밝은 빛 사이로 다른 세상이 눈에 들어왔고, 저승을 향해 발걸음을 옮기는 영혼들의 모습과 한스러운 곡성이 들려왔다.

지난날의 일들이 거울을 보는 것처럼 선명하게 다가왔다가 바람처럼 사라져 간다. 돌이켜보니 아쉬움도 있지만 속이 가득 찬 알밤처럼 여문 삶을 살았다.

학문에 열중하며 서책에 파묻혀 살았던 것이며 죽을힘을 다해 무예를 닦고 연마한 일 등, 돌이켜보면 의미 없어 보이던 모든 행위가 필연으로 엮어지며 동무의 인생을 한 방향으로 몰고 갔다.

사람에게 죽음은 끝이고 허망함이지만 동무는 마지막 길을 생각하며 미소를 지었다. 모든 걸 아낌없이 쏟아 부은 탓일까?

미지의 세계는 물론 현재의 삶조차 아무런 미련이 없고 평온함만이 온몸을 감돌뿐이다.

방 한쪽에 마무리 짓지 못한 서책이 놓여있었다. 어제까지만 해도 미완성인 작품을 바라보며 안타까운 생각이 들었지만, 이제는 그마저도 아무렇지도 않게 바라보게 된다.

시간이 얼마 남지 않은 탓이다.

"용해야. 용해야."

동무는 나지막하게 아들 용해를 불렀다. 그의 음성이 가늘게 떨리고 있었다.

"선생님, 왜 그러세요? 저 여기 있습니다."

동무의 부름에 문하생 용관이 아들을 대신해 대답한다.

'그렇지 여기는 용관의 집이었지!'

동무는 아스라이 멀어져 가는 의식 너머로 아들 용해의 손을 잡으려 손을 뻗었다. 그러나 가쁜 숨과 함께 그만 손을 놓고 말았는데 그 시간 하늘 높은 저곳에서 하얀 낮달이 고개를 떨구고 있었다.

1900년 11월의 어느 날 정오가 조금 넘었을 무렵이다.

영생이의 눈물

며칠 전부터 명치 부분이 답답해 오더니 묵직한 것이 누르듯 아프고 쓰린 증상이 나타났다. 위장병이야 담배 피우듯 늘 달고 사는 것이어서 새로울 것이 없지만, 단순히 위장의 문제라고 보기에는 증상이 너무 심하고 아팠다.

자신의 진단만 믿고 병을 판단할 수 없었던 영생은 약방을 하는 친구를 찾아갔지만 진맥을 마친 친구는 엉뚱한 말을 했다.

"아무래도 반위와 증상이 흡사한 것이 가볍게 여길 병이 아닌 것 같네."

"이런 사람을 봤나. 단순한 위장병을 갖고 반위라니, 자네 공부를 더 해야 되겠네. 이거 원."

이렇게 성을 내며 자리를 박차고 나오기는 했지만 함부로 흘려들을 말도 아니어서 신경이 쓰였다. 반위라니 말도 안 되는 소리였다.

'그렇다면 스승님 말처럼 내가 태양인이란 말인가? 아니 그럴 리가 없어.'

영생은 집으로 돌아오는 내내 갖가지 생각에 머리가 아팠다.

하긴 요사이 신경을 많이 쓰기는 했다. 위장병의 원인이 된 건 망할 놈의 여편네가 긁어대는 바가지였는데 하루 이틀도 아니고 눈만 뜨면 잔소리를 해대니 견뎌낼 재간이 없었다.

"아니, 남들은 열심히 일해서 처자식 벌어 먹여 살린다고 난리인데 사지가 멀쩡한 양반이 나갔다 하면 함흥차사이니 내가 애들 데리고 어떻게 살겠어? 그나마 처가가 있어서 이 정도지. 안 그랬으면 벌써 밖으로 나 앉았을 거야. 내가 친정아버지 뵐 낯이 없어요. 어때 그래도 당신 할 말 있어?"

멀쩡한 사람도 이 정도면 병이 날 지경인데 평생 위장병을 지병으로 안고 살아온 영생이는 독이 쌓일 수밖에 없었다.

집에 돌아온 그는 다시 찬찬히 자신의 증상에 관해 생각해 보았다. 달포 전부터 과로를 하면 등이 가렵고 가슴에 열증이 느껴졌다. 가끔 머릿속도 가려워서 긁으면 딱지가 앉고 진물이 나기 일쑤였는데 모든 증상이 스승이 앓았던 반위를 가리키고 있었다.

영생은 순간 절망을 느꼈다. 손발에 힘이 빠지고 무력해 왔다. 하지만 스승인 동무와 같은 증상이라면 방법이 없는 것도 아닐 터였다.

영생은 스승의 가르침대로 태양인에게 맞는 약재를 다려먹고 침과 뜸을 써서 간장경을 치료하기 시작했다. 아내도 잔소리를 멈추고 치료를 도왔는데 남편의 병이 얼마나 중한지를 깨달은 까닭이다.

"내가 오죽했으면 그리했을까?"

이렇게 변명을 해보지만 속이 아파서 밥도 잘 먹지 못하는 사람을 보니 측은지심이 들고 한숨이 나오는 것이다.

두 달이 지날 즈음 다행히 영생은 건강을 회복할 수 있었다. 스승의 말대로 태양체질에 맞추어 섭생을 잘한 덕분이다.

'이제 몸도 많이 좋아졌으니 내일은 스승님을 찾아가 뵈어야지.'

이렇게 마음을 정하고 마루에 앉아 햇볕을 쬐고 있는데 돌쇠가 달려와서는 동무의 부고를 전한다.

"뭐야. 스승님이 돌아가시다니 언제?"

"아까 오시 경에 그만…"

부고 소식을 전한 돌쇠가 말을 마치지 못하고 눈물을 떨군다.

"아이고. 스승님. 아이고… "

영생이 그 자리에 주저앉아 엉엉 소리를 내며 통곡을 한다.

"하늘 아래 이런 스승이 다시없거늘 내가 부족하여 가시는 길을 지켜드리지 못했구나!"

후손들에게 남기는 글

이 서책에 담긴 내용들은 나의 스승이 사상체질을 완성하는 과정을 적은 것이다. 대부분 그분에게서 직접 들은 이야기이지만 지인들을 통해 들은 내용들을 함께 적어 스승의 업적을 남기려고 했다.

내가 이 서책을 남기는 이유는 나의 스승이 평생을 연구해온 사상의학을 침구학과 연결하지 못한 아쉬움 때문이다.

배꼽의 중요성을 생각할 때 그 문을 여는 열쇠만 찾는다면 사상의학을 완성할 수 있음은 물론 귀한 생명을 구할 수 있는 치료법이 될 것이 분명했다.

하지만 애석하게도 그 방법을 찾지 못하여 두 아들과 손자들에게 뜻을 이루었으면 하는 바람을 담아 이 글을 남기노니 부디 방법을 찾아 낫지 않는 병으로 고통받는 환자들에게 힘이 되어 주었으면 한다.

나와 스승은 닮은 점이 많다. 유랑이 그것인데 한 편으로는 내가 겪었던 혼란을 겪지 않고 안정된 삶을 이어가기를 바라는 마음도 있다.

그동안 몸을 돌보지 않고 많은 시간을 연구에 몰두하다 보니 기운이 약해 더 이상 기록을 이어가기 어려울 것 같구나.

어쩌면 이것이 마지막 글이 될지도 모른다는 생각도 든다. 부디 내가 한 말들 잊지 말고 세상의 빛이 되어주기를 바란다.

1900년 10월 30일 전영생

현성이에게 남기는 글

내가 너희 고조부의 기록을 소설로 남기는 이유는 할아버지가 겪었던 여러 일들을 잘 받아들여 마음의 양식이 되었으면 하는 생각에서였다.

물론 조상님들의 유훈을 받들어 그분들이 이루지 못한 사상의학의 이치를 밝혀주었으면 하는 마음도 있다. 그동안 나의 할아버지와 아버지는 증조부의 염원을 이루기 위해 무던히 애를 썼지만 이렇다 할 진전이 없었던 것이 사실이다.

나 또한 배꼽의 기능을 복원할 열쇠를 찾아 헤매었지만 침과 뜸만으로 배꼽의 비밀을 밝힐 수는 없었다. 그래서 고심 끝에 생각해 낸 것이 배꼽에 붙이는 링이었다.

배꼽에 은으로 만든 링을 반창고를 이용해 붙여두면 기운이 솟으면서 힘이 나게 된다. 비로소 할아버지와 나의 꿈이 이루어지는 듯했지만 성공하지 못했다.

일시적인 반응은 좋지만 계속해서 사용할 경우 부작용이 심해서 오히려 좋지 않은 부분이 발견되었기 때문이다. 이 방법을 개발한 것이 몇 년 전인데 이 글을 쓰는 입때까지 시행착오만 반복하고 있으니 딱한 일이 아닐 수 없다.

우리 집 안에서 이 과업을 완수할 수 있는 사람은 현성이 밖에 없을 것 같으니 내 너에게 마지막으로 당부하고자 한다.

　현성아. 내 책상 서랍을 열어보면 작은 상자가 있고 그 안을 보면 둥그렇게 생긴 반지 모양의 링과 사용법이 들어있을 것이다. 그러나 앞서 말한 것처럼 이 방법은 실패한 것이니 너는 나와 같은 오류를 범하지 말고 다른 방안을 찾아 문제를 해결하도록 해라.

아버지가

배꼽의 문을 여는 열쇠

책을 모두 읽고 난 현성은 묘한 느낌이 들었다.

'정말 사상체질 이론에 관한 두 권의 책이 있었고 그중 하나가 이 책이란 말인가?'

현성은 '이제마 일대기'란 이름으로 쓰인 고서를 다시 한 번 펼쳐 보았다. 그러나 중요한 부분들은 한자가 많고 설명이 옛날 방식이라 이해하기가 어려웠다. 그러나 배꼽의 16기맥과 사상체질의 병증구조를 나타낸 그림은 아버지가 쓴 책과 동일한 내용이 실려 있는 것을 발견할 수 있었다.

믿기 어려웠지만 모든 내용이 사실이었던 것이다. 현성은 눈을 감고 생각에 잠겼다.

'배꼽의 문을 열 방법만 찾는다면 동생의 병도 고칠 수 있다는 말이 아닌가?'

현성은 책상으로 다가가 아버지가 말한 서랍을 열었다. 과연 책에서 본 것처럼 작은 상자가 들어 있었고 그 안에는 은으로 만들어진 반지 모양의 링이 있었다.

그 옆에는 작은 수첩이 함께 들어 있었는데 아버지가 기록한 내용을 살펴보니 어떻게 사용하는지 알 것 같았다. 짧게 오려낸 반창고 역시 비닐봉지에 담겨있었기 때문이다.

현성은 배꼽링이란 기구를 들고 한참을 살펴보았다.

'이것을 배꼽에 붙이면 힘이 난단 말이지?'

현성은 아버지의 경고에도 아랑곳하지 않고 반창고를 이용해 링을 배꼽에 붙이고 반응을 살폈다.

'이것이 문제가 있다면 손가락에 반지는 어떻게 끼고 다니겠어?'

그렇게 생각하며 반응을 기다려보는데 5분쯤 지났을까? 갑자기 몸이 달아오르며 열이 나는 것이 느껴졌다.

'어라? 진짜 이상한 기운이 느껴지네.'

배꼽과 손가락은 기능이 다르다. 이처럼 반응이 강력한 이유는 현성이 전자의료기를 많이 사용한 탓에 몸에 전자기가 많이 남아있기 때문일 것이다.

다시 10분쯤 지나자 정말 온몸에 힘이 들어가는 것이 느껴졌는데 시험 삼아 팔굽혀펴기를 해 보았더니 평소에 비해 두 배 이상 횟수가 늘어난 것을 알 수 있었다.

'그런데 무엇이 문제라는 것일까?'

직접 겪어보지 않고서는 알 수 없는 일이라 현성은 배에 링을 붙이고는 한동안 집안일을 하며 시간을 보냈다. 몇 시간쯤 되었을까 눈알이 뻐근한 느낌이 들면서 안압이 높아지는 것 같았는데 심장에 부담이 전해진 것이다. 현성은 얼른 배꼽에서 링을 떼어냈다.

'이래서 아버지가 실험을 말렸구나!'

도대체 무엇 때문에 이런 현상이 발생하는지 이유를 알 수 없었다. 인터넷에 들어가 유사한 사례가 있는지 알아보려 했지만 귀신 씨나락 까먹는 소리 같은 말만 난무할 뿐 바른 내용을 찾아볼 수 없었다.

현성은 누워서 천정을 바라보며 한숨을 쉬었다.

'나 역시 여기서 멈추어야 할까?!'

그때 문득 자석을 몸에 붙여 치료한다는 얘기가 생각났다.

'배꼽 안에 자석을 넣어보면 어떨까?'

현성은 자리에서 일어나 서랍을 뒤져보았다. 마침 N극이 새겨진 작은 자석이 눈에 띄었다. 아마 아버지가 실험을 할 때 사용하던 것 같았는데 크기가 적당해서 배꼽에 넣고 반창고로 고정할 수가 있었다.

자료를 찾아보니 자석은 N극을 피부에 닿게 해야지 S극이 닿으면 부작용이 심해서 쓸 수가 없다고 했다. 그래서 배꼽 안쪽에 N극이 닿도록 붙인 다음 그 위에 링을 붙여보기로 했다.

그러자 눈에 주어지던 뻐근한 느낌이 사라지며 몸이 안정되었고 피곤함이 사라졌다. 어릴 때부터 한의사였던 아버지에게 침을 배운 덕에 현성은 자신의 몸에 일어나는 여러 반응들이 어떤 장기의 반응인지 잘 알고 있었다.

미국에 살 때 이웃 사람들에게 침도 놓아주고 환자를 치료한 경험이 많아 돌팔이 수준이었지만 이미 전문가가 다 되어 있었던 것이다.

현성이의 연구는 이렇게 결실을 맺었고 2주 후 동생이 중환자실에서 나올 때쯤에는 배꼽링의 사용방법을 모두 꿰뚫고 있었다.

그렇게 두 달 동안 서울을 오가며 열심히 치유한 결과 동생은 무사히 병원에서 퇴원할 수 있었는데 체질에 맞추어 배꼽링을 붙여서인지 아무런 후유증 없이 건강하게 집으로 돌아올 수 있었다.

"같이 입원했던 사람이 그러는데 교수 말이 '저 환자는 회복이 어려울 것 같다.'고 했다지 뭐야."

어려운 상황을 이겨난 자신이 대견한지 동생은 입원해 있을 때 옆자리 환자에게서 들은 말을 전하며 환히 웃었다.

"아침에 산 너머로 밤을 주우러 갔다 왔는데 한 번도 안 쉬고 왔다. 그런 걸 보면 확실히 기운이 나아진 것 같아."

그해 가을 동생이 삶은 밤을 내오며 한 말이다. 아프기 전에는 기운이 없어 한 번쯤 쉬고 와야 했던 길을 지금은 곧장 올만큼 기운이 좋아졌다는 얘기였다.

서정범 교수와의 인연

얼마 후 현성은 링요법의 이치를 체계적으로 정리하여 교본을 만들었고 주위의 도움으로 학회를 설립했다.

배꼽에너지학회 설립에는 출판사를 하고 있던 김사장의 역할이 컸다.

"세상에 이런 치료법이 또 어디 있겠습니까? 교재는 내가 만들어 줄 테니 얼른 원고 넘겨주고 한 번 저질러 봐요."

배꼽에 링을 붙이고 나면 30분도 되지 않아 못 걷던 중풍환자가 걸음을 걷고 허리가 아파 쩔쩔매던 디스크 환자가 멀쩡해졌다. 허리를 못 쓰던 사람이 즉석에서 일어났고 죽을 거라던 간경화환자가 몇 주 만에 낫는 것을 보며 사업을 하면 금방 대박이 날 줄 알았다.

간이 부어서 고질병을 다루는 일이 이렇게 힘든 길인 줄 미처 몰랐던 것인데 학회를 설립하고 문만 열면 금방 대박이 나서 사람들이 몰려올 것으로 기대했다. 그러나 예상과 달리 반응이 더디어서 애를 먹어야 했다.

걸음을 못 걷던 사람이 걸음을 걷고 죽을병에 걸린 사람이 낫는 것을 보면서도 회원에 가입하겠다는 사람이 없었다. 보험을 드는 것도 아닌데 친척과 이웃 이외에는 나서는 이가 없는 것이다.

"보는 것이 믿는 것이다."란 말도 있지만 현성에게는 해당하지 않앉다. 눈앞에 보이는 효과보다 생소한 요법에 대한 경계심이 더 컸기 때문인데 당황하기는 출판사 사장도 마찬가지였다.

학회가 번성해야 책이 많이 팔릴 텐데 예상대로 되지를 않으니 애가 탈 수밖에 없었는데, 출판 관계로 친분이 있던 서정범 교수를 현성에게 소개한 것도 그 때문이다.

당시 서정범 교수는 모대학교에서 명예교수로 재직 중이었는데 학생들에게 박사학위 과정을 가르치며 문화센터에서 강의를 하는 등 바쁘게 활동하고 있었다.

그런 와중에도 건강에 관심이 많아서 여러 요법들을 경험하며 관심을 기울이곤 했는데 서교수가 링요법에 관심을 두게 된 것은 평생 앓아온 자신의 위장병 때문이다.

이런 이유로 현성을 만나서는 많은 질문을 쏟아내곤 했는데 그러면서도 늘 하는 말은 "응, 지금 건강은 좋아. 체질대로 먹고 있으니까."였다.

말씀만 듣고 있으면 아무 문제도 없는 것 같았지만 복진을 해보면 왼쪽 위장과 신장혈이 딱딱하게 굳어 있었다. 자신의 생각과 달리 몸 상태가 좋지 않은 것이다.

'이러다 무슨 일이 날 텐데.'

결국 몇 번을 망설인 끝에 용기를 냈다.

"교수님. 괜찮은 것이 아닌 것 같은데요. 이전부터 살펴봤는데 분명히 신장에 큰 문제가 있습니다."

"그래? 음……"

서교수의 얼굴이 굳어졌다. 노인네에게는 건강도 자존심인데 이런 일이 벌어졌으니 앞으로의 일이 걱정이다.

서정범 교수는 일주일에도 여러 번씩 방송에 얼굴을 보일 만큼 저명한 인사였다. 언론계에 많은 연줄을 갖고 있어 도움받을 일이 많았는데, 이렇듯 노인네 심사를 헤집어 놨으니 여태껏 들인 공이 허사가 되게 생겼다.

며칠이 지난 어느 날 서교수에게서 연락이 왔다. 몸이 안 좋으니 연구실로 와 줄 수 없느냐는 것이다. 몸이 아프면 병원을 갈 일이지 왜 현성을 찾는지는 알 수 없지만 부르면 달려가야지 토를 달 처지가 아니다.

"이상하게 배꼽에 링을 붙여도 통증이 가시지를 않네."

"병원에는 가 보셨어요?"

"난 병원약이 맞지를 않아요. 약을 먹으면 속이 더 아프고 괴로워."

이제 왜 자신을 찾았는지 짐작이 간다.

"지금까지는 잘 들었는데 이번엔 효과가 없네."

효과가 없다는 말에 더욱 긴장이 되어 여기저기를 눌러가며 부산하게 복진을 한다. 걱정했던 대로 왼쪽 신장의 반응이 예사롭지가 않다. 배꼽 옆이 꽉 뭉쳐서는 풀어지지를 않는다.

"아무래도 병원엘 가보셔야 할 것 같습니다."

배꼽에 링을 붙이면 어지간한 통증은 즉석에서 사라진다. 그런데 잠시 편해지다가 다시 반복되는 것을 보면 수술이 필요한 병일 가능성이 높았다.

연구실을 나와 언덕을 내려오면 바로 밑에 경희의료원이 있다. 교수님 등을 떠밀어 병원에 보내드린 뒤 집으로 돌아왔지만 마음이 편치 않고 머리가 복잡했다.

번뇌가 가득한 속에서 하루를 보내고 다음 날을 맞았지만 걱정이 되어 일이 손에 잡히지를 않는다. 한참 정이 붙고 있던 교수님이 병원에 입원했으니 비즈니스를 떠나서 염려가 되는 것인데 저녁 무렵 전화가 왔다.

"이선생 말이 맞았어요. 어제 병원엘 갔는데 신장결석 때문에 그렇게 아팠다는군."

병명을 몰랐을 때는 불안했지만 원인을 알고 나니 다행이란 생각이 든다. 신장결석은 큰 병이 아니다.

"아! 신장결석이요. 그러면 수술을 받으셔야 하나요?"

"아니, 의사 말이 약 먹고 기다리면 소변으로 나올 가능성이 있다는군. 이제 얼추 다 나온 것 같아. 그러니 걱정하지 말라고 전화하는 거예요."

온몸에 긴장이 풀리고 안심이 된다. 다음 날 교수님으로부터 다시 전화가 왔고 이번에는 정식으로 강남에 있는 작은 따님 집에 초청을 받았다.

"이선생 덕에 고생 안 하고 잘 해결이 되었네."

배꼽에 기력을 높여주는 링을 붙였기 때문에 신장의 운동이 활발해졌고 그 속에 박혀있던 돌이 오줌과 함께 나와서 수술을 하지 않고도 나을 수 있었던 것이 아니냐는 말씀이다.

담당의사가 들으면 땅을 치고 분개할 만한 해석이지만 그도 그럴 것이 그동안 배꼽에 링을 붙이고부터는 기력이 좋아져서 "회춘을 했다."고 할 만큼 큰 효과를 보았기 때문이다.

무엇보다 한 달 전부터 신장의 문제를 예견했다는 점에서 큰 신뢰를 보였다.

아무튼 그 일이 있고 난 이후 서정범 교수는 학회의 홍보대사를 자처했다. 외부에 나가 강의를 할 때마다 링요법의 우수성을 피력하였고 많은 사람들을 학회에 인도하는 열정을 보였다.

이와 같은 노력에 힘입어 학회가 설립된 이듬해 초에는 경희의료원한방과에서 링요법에 대한 임상시험을 하게 된다.

서정범 교수의 추천에 의한 것인데 결과는 아주 좋았다. 3주 동안 중풍과 허리디스크 환자를 대상으로 이루어진 임상시험에서 "긍정적으로 본다."는 평가가 내려진 것이다.

대체요법에 대한 거부감과 부정적 시각이 강했던 시절이었다. 국내 의과대학에서의 임상시험은 수지침조차 가져보지 상황이라 한국 최고 한방대학의 임상시험 결과가 갖는 의미는 컸다.

그해 12월에는 KBS방송에서 그리고 이듬해 1월에는 SBS방송에서 링요법의 효과를 검증하는 작업이 진행되었다. 중풍으로 다리가 마비되어 못 걷던 할머니가 즉석에서 걷는 모습이 방송 프로그램을 통해 전국에 방영되었고 이를 본 시청자들의 전화문의가 쇄도했다.

현성은 유명인이 되었고 한동안 정신없이 바쁜 나날을 보내게 된다.

정성이 통하면

사람의 운명은 알 수가 없다. 단지 동생의 병을 치료하기 위해 아버지의 노트를 찾았고 그 결과로 여기까지 온 것인데 자신이 아버지의 뒤를 이어 환자를 치유하게 될 줄은 상상도 하지 못한 일이었다.

나름대로 성공도 했고 동생에 대한 근심도 덜었으니 모든 일이 순조롭게 풀려가는 듯했다. 그런데 문제는 현성의 몸 안에 내재되어 있는 유랑벽이 또 발동하기 시작했다는 것이다.

이 못된 습관을 가라앉히려면 새로운 일을 시작해서 다른 곳에 집중해야 했는데 이때 아버지와 조부가 남긴 유지가 생각났다.

한동안 잊고 지냈었다. 그런데 왜 이 시점에서 그 생각이 떠오른 것인지 모르지만 새 일이 생겼다는 것만으로도 현성의 마음은 부풀었다.

'그런데 어디서부터 시작을 해야 하지?'

현성이 남감해 하고 있을 때 이선생이란 사람이 찾아 왔다. 아버지와 사상체질을 연구한 적이 있다는 그는 자신이 개발했다는 의료기를 들고 왔다.

"이 기기는 선생의 부친 요청으로 개발하던 겁니다. 그런데 그분이 졸지에 세상을 떠나면서 나 혼자 완성을 했는데 특이한 현상이 발견되었습니다."

그러면서 그는 현성 앞에 노트 한 권을 내밀었다.

"암환자의 피부 저항을 측정한 결과를 기록한 것입니다."

노트 안에는 환자를 측정한 결과가 빼곡하게 적혀 있었다.

"사실 그동안 이 내용을 분석해서 사상체질의 구조를 찾아내려고 여러 번 시도했지만 번번이 실패하고 말았습니다. 그런데 며칠 전 간 암을 앓고 있는 환자와 상담을 하다가 결정적 단서를 찾았는데 이것을 한 번 보세요."

그는 자신이 정리한 내용을 담은 서류를 꺼내 테이블 위에 올려놓았다.

"여기를 보면 계속해서 독맥과 좌측 간장이 표시된 것이 보이지요. 그리고 이쪽에는 우측 심장과 위장이 계속해서 나와 있고요. 소음인과 태양인의 피부저항을 측정한 결과입니다."

현성은 자신의 눈을 의심했다. 아버지의 소설에 들어있던 내용과 일치하는 결과였던 것이다.

'이 양반이 이것을 어떻게 알아낸 것일까? 혹시 아버지가 그 책의 내용을 말해준 것일까?'

"혹시 저희 아버지가 이런 내용을 선생님께 전해 준 겁니까?"

"어떤 것을 말씀하는지 모르겠지만 16기맥에 관해서는 들은 바가 있습니다. 그러나 배꼽의 문을 열 수가 없어서 고심하다가 이 기기를 만든 것인데, 의외로 효과가 좋아서 이런 시험을 했던 겁니다. 그런데 결과가 이렇게 나온 거지요."

현성은 고개를 끄떡였다. 노트는 자손들에게만 내려오는 비법인데 남에게 모든 것을 알려줄 리는 없었던 것이다. 그렇다면 이건 대단한 발견이다.

"그런데 여기를 보면 체질이 번갈아 가며 바뀌어 나타난 것 같은데 왜 그런 것인가요?"

현성은 기록을 살펴보면서 의문이 가는 점을 지적했다.

"그것은 저주파를 주입하는 과정에서 전류의 자극에 의해 나타난 현상입니다. 단순히 측정만 했다면 이런 현상이 나타나지 않았을 겁니다."

일리가 있는 말이었다. 전자과를 나온 만큼 현성은 전류의 특성을 잘 알고 있었다. 이선생은 기계의 사용법을 알려주고는 직접 환자들의 피부저항을 측정해 보라며 기기를 놔두고 돌아갔다.

원리 면에서 충분히 가능성이 있었다. 그러나 믿을 만한 결과를 얻기 위해서는 시간이 필요했다.

'아무리 급해도 숟가락으로 젓가락질을 할 수는 없지.'

이선생의 말은 믿을 만했지만 현성은 자신이 실험한 것이 아니면 믿지 않았다. 학회를 운영하면서 세상에는 별난 사람이 많다는 것을 아는 까닭이다.

"전 암도 쉽게 고칠 수 있습니다. 중풍이야 까짓것 환자만 데려와 보세요."

이런 능력을 갖춘 사람이 왜 자신을 찾아왔는지 알 수 없는 일인데 그 말을 곧이 믿고 이웃에 사는 할머니를 모셔왔다가 망신을 당하고 말았다.

큰 소리와는 달리 중풍으로 굽어진 할머니의 팔은 꼼짝도 하지 않았다. 그러나 현성의 손이 닿자 할머니의 팔은 바로 펴졌다.

나이가 많은 환자는 기복이 심해서 좋고 나쁨을 반복하는 경우가 많다. 그래서 그 말을 곧이 믿고 환자를 데려왔던 것인데 금방 들통 날 일을 가지고도 이렇게 헛소리를 하는 사람이 있다.

이런 일을 여러 번 겪고 나서는 어떤 것도 바로 믿을 수가 없었다.

그러나 이런 의심에도 불구하고 두 달 후에 나타난 결과는 확신을 하기에 충분했다. 과학적 장비를 사용하여 배꼽과 복모혈의 피부저항을 측정하여 얻은 결과인 만큼 그 어떤 이론보다 신뢰할 수 있는 사상체질의 침구학적 구조가 증명된 것이다.

'아버님. 이제 조상님들의 유지를 이룰 수 있게 되었습니다.'

현성은 감격에 젖어 조상님들을 외쳤다. 그 순간 하늘 저편에서 고조부와 이제마 선생의 목소리가 들려왔다.

"보세요. 스승님. 이렇게 체질이 결정되지 않습니까. 이렇게."

"허어. 이 사람 고집은. 이게 맞는다니까."

고집 센 두 사람은 배꼽의 기맥을 두고 아직도 실랑이를 하고 있었는데 현성은 그 모습을 보면서 얼굴 가득 미소를 지었다.

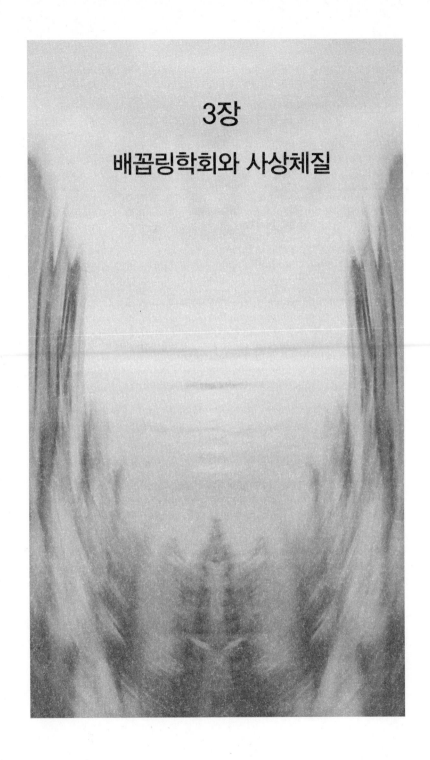

3장

배꼽링학회와 사상체질

배꼽링학회 설립

1997년 11월 전수길 학회장이 16기맥을 발견하여 체계적인 이론을 완성하고 배꼽링학회를 설립 함.

고문

서정범 교수   경희대학교 국어국문과 학장 역임.

신철균 교수   영동대학교 총장 역임

학회 후원

조영식 학원장   경희대학교 설립자. 전)경희대학교 재단 이사장

                    외 100여 명의 박사와 교수

공동연구 이력

정현교 박사   전)순천향 의대 교수(성형외과 과장 역임)

김진목 교수   부산대학교 의대 교수

신용철 교수   경희의료원 한방과 기공진료실

방송 및 언론 보도

1998년 12월 KBS 방송 '미스터리 추적' 출연, 방영

1998년 12월 SBS방송 출연, 방영

1998년 동아일보 기사, 2007년 시사저널 기사

2008년 시사인 기사

이 외 일요시사, 주간현대 등 10여 개의 잡지에 소개됨.

배꼽링학회

지금까지 소설을 통해서 사상체질이 형성되는 이치를 살펴보았다. 지금부터는 소설이 아닌 사실을 통해서 사상체질의 과학적 구조에 관해 살펴보기로 한다.

앞 장에 배꼽링학회의 연혁에 관해 소개한 것도 그 때문인데 사실 처음부터 소설을 쓰려고 했던 것은 아니다. 현성이의 아버지 말처럼 복잡하고 까다로운 내용을 현성이라는 주인공을 통해 쉽게 설명하기 위해 소설이란 장르를 선택한 것이다.

예상했던 것보다 내용이 길어져 차질이 불가피하지만 나름 목적한 것을 이룬 것 같아 고생한 보람이 느껴진다. 사실 이 소설 속에 등장하는 학회와 관련한 이야기와 배꼽링, 피부저항 측정기에 관한 내용들은 모두 진실이다.

필자가 살아오면서 어른들에게 들었던 일과 전설처럼 전해져 내려오는 이제마 선생의 이야기를 소설이란 형식을 빌려 그려냈을 뿐 시대적 배경과 이어지는 과정을 제외하면 모두 필자와 관계된 사람들에게 실제로 일어났던 일을 다룬 것이다.

필자가 이 책을 쓴 이유는 20여 년 동안 연구해서 완성한 사상체질의 과학적 구조를 세상에 알리기 위해서였다. 배꼽링학회는 위에 소개한 것처럼 짧은 기간 동안 비약적인 성장을 했던 단체로 내역을 살펴보면 얼마나 대단한 이력을 지니고 있는지 짐작할 수 있을 것이다.

그러면 지금부터 소설에 등장한 배꼽링이란 기구와 배꼽에너지연구학회가 어떤 단체인지 알아보도록 하자.

사상체질 연구에 사용된 장비

배꼽링과 피부저항 측정기

질병을 치유함에 있어 진단은 가장 중요한 조건이다. 진단 없이는 질병을 치유할 수 없기 때문인데 진단의 가장 큰 기능은 정확성이다.

필자가 맞춤형 의료기에 사활을 걸고 12년의 세월을 연구에 빠져 산 이유도 정확한 진단이 무엇보다 중요했기 때문이다. 그러나 진단보다 중요한 것은 치료 기능이다. 아무리 정확한 진단이 이루어져도 질병을 치료할 수 없다면 소용이 없기 때문인데 그런 점에서 배꼽링이 갖는 의미는 크다.

배꼽링요법은 걸음을 걸을 수 없던 중풍환자가 즉석에서 걸을 만큼 탁월한 치유 기능을 갖고 있다.

이처럼 확실한 기능이 있었기에 경희대학교를 설립한 조영식 학원장을 치유할 수 있었고 한국 최고의 한방대학인 경희의료원 한방과에서 임상시험을 할 수 있었다.

사상체질의 과학적 구조와 발생 이치를 찾을 때 배꼽링 못지않게 큰 역할을 했던 것은 맞춤형 의료기에 장착된 피부저항 측정기이다.

피부저항 측정기 없었다면 소설을 통해 밝힌 것처럼 사상체질의 발생이치와 과학적 구조를 알아내기 어려웠을 것이다.

이번 연구의 시작은 사상체질의 발생이치를 과학적으로 규명하는 일이었다. 이를 위해서 먼저 사상제질의 특성을 모아 분석했고 16기맥에서 일어나는 장기와 기맥의 허실 구조를 비교하여 공통점을 찾았다.

그런 다음 배꼽링을 사용하여 증상을 치유하며 확인을 했는데 만약 질병을 치유하면서 정확한 반응과 효과를 확인할 수 없었다면 실험을 진행하기 어려웠을 것이다. 진단이 정확한지 아닌지는 치유효과를 통해서만 알 수 있기 때문이다.

한방의 역사는 2천 년이 넘지만 경락과 기맥의 반응을 정확히 짚어내는 기기는 아직 개발되지 않았다.

필자가 맞춤형 의료기 개발에 10년이 넘게 공을 들인 이유도 이 때문인데 이번 연구를 통해 얻은 또 하나의 성과는 피부저항 측정기기에 대한 신뢰라고 할 수 있다.

피부저항 측정 결과에 대한 정확성이 담보되지 않았다면 사상체질의 발생 이치를 알아내지 못했을 것이고 사상체질이 형성되는 과정은 물론 허실 구조를 알아내는 일은 불가능했을 것이다.

감각과 짐작을 통한 판단은 자의적이어서 중요한 내용을 놓칠 가능성이 크기 때문이다. 복합체질 편에서 밝혔지만 필자는 오래전 사상체질의 허실 구조를 찾아놓고도 복합체질의 중요성을 간과하는 바람에 사상체질 자체를 포기했던 경험이 있다.

이와 같은 사실만 봐도 과학 장비의 중요성을 알 수 있는데 그런 점에서 배꼽링과 피부저항 측정기가 갖는 의미는 매우 크다 하겠다.

배꼽링의 구조

배꼽링은 은으로 만들어진 작은 기구이다. 크기는 직경 2cm 정도이며 반지처럼 둥근 모양을 하고 있고 개구부라고 해서 한쪽이 열려 있는 형태를 하고 있다.

방송내용을 보면 알 수 있듯 못 걷던 중풍환자가 30분 만에 걸음을 걷고 불가능해 보이던 불치병 환자가 회복되는 이유는 그만큼 배꼽링의 효과가 뛰어나기 때문이다.

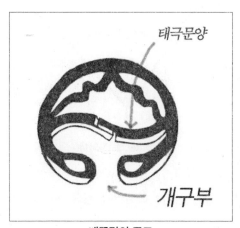

배꼽링의 구조

배꼽에 링을 붙이면 인체와 은의 작용으로 전압이 높아지게 되고 기력이 상승하는 효과로 이어지게 된다. 개인차가 있어서 느낌이 작은 사람도 있지만 거의 모든 사람이 즉석에서 반응을 보이는데 기운이 나면서 얼굴색은 물론 골격이 변하는 것을 체험할 수 있다.

배꼽링의 가장 큰 장점은 한두 가지 병에만 듣는 것이 아니라 병원 약물로 치료가 어려운 모든 병에 효과를 보인다는 것이다.

배꼽링을 이용한 치유법이 이처럼 큰 효과를 보이는 것은 우리 몸의 신경과 경락이 전기적 성질을 띠고 있기 때문이다.

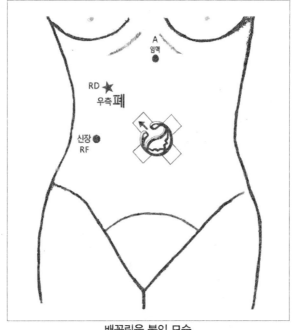

배꼽링을 붙인 모습

위의 그림은 반창고를 이용해서 배꼽링의 개구부를 우측 폐기맥을 향해 붙인 모습이다.

이렇게 배꼽링을 붙이고 30분~3시간 정도 지나면 은으로 만들어진 링과 인체와의 반응을 통해 발생한 에너지가 반창고를 따라 폐기맥으로 이어지면서 폐와 관련된 질병이 치유되는 효과가 나타난다.

배꼽링의 개구부를 폐에 맞추어 붙여두면 폐의 기력이 높아지고 간장을 향해 붙이면 간장기능이 높아지면서 치료가 어려운 중풍이나 간경화증 같은 큰 병이 낫게 되는데 내 몸 스스로가 병을 치유하도록 유도하는 원리인 것이다.

이전에는 허실구조를 찾을 때 어려움이 많았다. 그러나 맞춤형 의료기가 개발되면서 복모혈과 경혈점의 허실반응을 찾는 일이 용이해져 이와 같은 고민이 사라졌다.

감각에 의존하던 주먹구구식 방식에서 벗어나 과학적 장비를 통한 시각적 확인이 가능해진 것이다.

분명하지 않은 것은 신뢰하지 않으며 사실이 아닌 것은 고집하지 않는 것이 필자의 생활철학이다. 이 같은 고집이 배꼽링요법을 창시하고 맞춤형 의료기를 개발하는 성과로 이어졌던 것인데 사상체질의 발생 이치를 찾는 일 또한 같은 선상에서 이루어진 결과라고 할 수 있다.

배꼽링요법의 효능을 가장 잘 알 수 있는 것은 임상사례이다. 필자는 공정한 평가를 위해 경희의료원 한방과는 물론 정형외과와 내과, 피부과, 암환자를 수용한 요양병원 등에서 자체 임상시험을 했다.

KBS와 SBS방송에서도 자체 임상시험을 해서 방송에 소개하였는데 뒤에 소개하는 임상사례들은 그 중 일부의 내용이다.

배꼽링의 치유원리

양도락의학으로 증명되는 배꼽링의 과학적 원리를 살펴보면 다음
과 같다.

진단을 한 결과 우측 폐기맥의 저항이 낮게 나온 경우 위의 그림처
럼 배꼽링의 개구부를 우측 폐기맥을 향해 붙였다고 가정해보자.

배꼽링을 배꼽에 붙이면 볼타전지의 원리에 따라 링이 닿는 열다
섯 개의 기맥 부분은 평소보다 3배~5배에 달하는 전압의 상승작용
이 일어나게 된다. 그러나 링이 닿지 않는 폐기맥에는 전압이 발생하
지 않는다.

이럴 경우 링이 닿아있는 열다섯 개의 기맥과 폐기맥 사이의 전위
차로 인해 링에서 발생한 전류는 폐기맥을 향해 흐르게 된다.

링에서 발생한 전류에 의해 폐기맥의 전압과 저항이 높아지면서,
"질병이 발생과 관련이 있는 곳에는 저항이 낮아진다."는 양도락 원
리에 따라 치유효과가 나타나게 되는 것이다.

이와 같은 원리는 침구학의 보사법과도 일치한다. 배꼽링을 붙이
고 난 뒤 중풍환자가 팔과 다리의 마비가 풀려 즉석에서 걸음을 걷는
이유도 이 때문인데 또 다른 원리로 물리적 이치를 살펴보자.

"원형전선에 전류가 흐르면 자기장은 개구부 쪽으로 이동한다."고
한다.

이와 같은 법칙에 따라 배꼽링에서 발생한 전기에너지는 개구부 방향으로 이동하게 되고 반창고를 따라 병증 기맥으로 흘러가면서 약해진 기운을 높여주게 된다.

내 몸 스스로가 치유에 알맞은 여건을 형성하여 자가치유력을 유도하는 원리라고 할 수 있다.

양도락의학과 피부저항 측정기

일반의료기는 3만 밀리볼트와 3만 마이크로암페어라는 높은 전압과 전류를 사용한다. 이와 달리 학회에서 사용하는 의료기는 7밀리볼트와 32마이크로암페어라는 매우 작은 전압과 미세전류를 사용한다.

수치를 비교해보면 이 차이가 얼마나 큰 것인가를 알 수 있는데 이렇게 작은 전류를 사용하면서도 높은 효율을 나타내는 이유는 생명이 형성된 배꼽을 사용하기 때문이다.

수년 전 학회에서 개발한 이 의료기는 저주파자극기란 품목으로 식양청 허가를 받았으며 저주파 펄스와 피부저항 측정기능을 가진 조합의료기기로 등록되어 있다.

미세전류를 사용하는 의료기는 특별한 기능을 갖고 있다. 그렇지만 국내에는 미세전류에 대한 규정이 따로 없다는 전문가의 말에 저주파 자극기란 품목으로 식양청 검사를 받아야 했다.

의료법 또한 매우 엄격해서 자세한 설명을 하기 어려운데 독자들의 알 권리를 충족시켜주지 못하는 심정을 이해해 주었으면 하는 바람이다.

이 의료기에서 사용되는 저주파 펄스는 필자가 직접 몸으로 실험을 해서 찾은 것으로 실험 과정에서 주어진 심장의 부담으로 오랜 기간 후유증을 겪어야 했다.

자극이 심한 일반기기와 달리 부드러운 느낌이 들도록 설계되어 있는데 찌릿찌릿한 느낌이 큰 기기는 그만큼 심장에 부담을 주어 치유에 방해가 되기 때문이다.

이 의료기는 일반 판매는 물론 병원에도 납품되고 있지만, 제품홍보라는 오해를 피하기 위해 구체적인 효과는 물론 이름을 일체 거론하지 않고, 맞춤형 의료기라는 말로 대신하였음을 알려둔다.

맞춤형 의료기의 특징은 미세전류를 사용하며 복부의 복모혈과 경혈의 피부저항을 측정할 수 있는 기능을 갖고 있다는 점이다.

이 피부저항 측정기는 배꼽 부분에 있는 복모혈과 16기맥에 속해 있는 경혈을 측정하기 위해 특별히 제작된 전극판을 사용하고 있다.

사상체질의 구조와 체질이 형성되는 이치를 찾아 실험할 때 이 장치를 이용해서 복모혈과 경혈에서 일어나는 허실반응을 살필 수 있었다.

피부저항 측정에서 저주파 펄스까지 모든 기능이 자동으로 이루어지기 때문에 액정에 나타나는 결과를 통해 손쉽게 복부에서 일어나는 반응을 찾을 수 있었다.

피부저항을 측정해서 병증 반응을 알아내는 방식은 양도락의학의 창시자인 일본의 의학박사 나카타니 요시오가 주창한 이론에 의해 만들어진 것이다.

"인체의 장기와 기관에 병이 들면 해당된 피부와 관련 부위에 전류가 높아지면서 저항이 낮아지는 현상이 발생한다."고 한다.

한때 피부저항 측정기는 의료인 사이에서 큰 인기를 끌었고 일반인에게도 많이 알려졌지만, 지금은 보기가 어려운데 원리는 훌륭했으나 결과가 신통치 않았던 탓이다.

피부저항측정기의 가장 큰 문제는 진단의 부정확성이다. 그러면 지금부터 기존의 피부저항 측정기가 어떤 문제를 갖고 있었으며 해결 방법은 무엇이었는지 알아보도록 하자.

피부저항 측정기의 기능과 조건

압력의 의한 변화

인체의 통전저항은 습도와 온도, 압력 등 외부 자극에 많은 영향을 받는데 그 정도가 매우 심해서 기존의 방식으로는 정확한 측정이 불가능했다.

이 같은 상황을 잘 알면서도 필자가 피부저항 측정기에 관심을 두고 맞춤형 의료기를 개발하겠다고 나선 것은 그와 같은 문제를 해결할 수 있는 정확한 방법을 알고 있었기 때문이다.

원리가 분명한 만큼 측정만 제대로 이루어진다면 그 어떤 것보다 실용성이 높고 정확한 진단이 이루어질 것이었다. 피부저항 측정기의 문제점을 개선하고 진단에 정확성을 높이기 위해서는 다음과 같은 문제점들을 해결해야 했다.

첫째, 전극을 피부에 접촉할 때 주어지는 압력의 변화를 막는 일이다.

피부의 저항은 극도로 예민해서 전극에 가해지는 힘이 조금만 커도 수치가 상승하고 힘을 빼면 낮아지는 현상이 발생한다. 이 같은 반응은 곧바로 수치의 변화로 이어지며 진단의 정확성을 해치는 요인으로 작용한다.

따라서 진단의 정확성을 높이려면 전극을 옮겨가면 측정하는 행위 자체를 하지 말아야 한다.

이와 같은 문제점들을 해결하기 위해서는 전극이 모두 한곳에 설치된 전극판을 사용해야 하고, 컴퓨터 프로그램을 활용해서 자동측정이 이루어지도록 해야 한다. 하지만 경락은 장기와 장기 사이의 거리가 일정하지 않아 전극판 자체를 구성하기 어렵다.

이와 달리 16기맥은 배꼽을 중심축으로 각각의 장기와 기맥이 일정하게 배열되어 있기 때문에 필요한 모든 조건을 갖추고 있었다. 이 기맥들은 복모혈을 통해 경락과 연결되어 있다. 따라서 기기만 개발되면 학회는 물론 한방에서도 크게 사용될 것이 분명했다.

전극판의 구조

피부저항의 예민성만 극복하면 부작용을 뺀 항암제처럼 진단 기능이 향상되고 정확도가 높아질 것이 분명했다.

먼저 배꼽을 중심으로 일정한 각도와 거리를 가진 16기맥의 특징에 주목했다.

아래의 사진처럼 둥근 모양의 전극판을 만들고 배꼽이 닿는 중앙에 링 모양의 플러스 전극을 설치한 다음 그 주변으로 열여섯 개의 기맥 모두에 전극이 닿을 수 있도록 마이너스 전극을 설치했다.

이렇게 만들어진 전극판을 배꼽 중앙에 고정한 다음 손으로 잡고 있으면 별 다른 흔들림 없이 피부저항을 측정할 수 있게 된다.

전극이 닿는 부분들은 복모혈과 경락의 주요 혈들이므로 이와 같은 상태에서 최첨단 방식의 컴퓨터 프로그램을 이용해 전극이 닿는 지점을 하나하나 자동으로 측정하면 정확한 결과가 나올 것은 너무나 자명한 일이었다.

이와 같은 방식을 이용해 측정한 피부저항 결과를 나열하게 되면, 일정한 패턴을 가진 그래프가 형성되고, 저항이 가장 높은 지점과 낮은 지점을 비교해서 공통분모를 찾아내면 어떤 경락과 기맥에 문제가 있는지를 파악할 수 있다.

또한 전체의 상황을 모니터해서 특이점과 공통점을 비교하고 분석하면 배꼽을 중심으로 펼쳐지는 경락과 기맥의 허실관계를 일목요연하게 알 수 있을 것이었다.

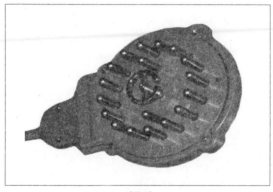

전극판

원리가 분명한 만큼 결과가 좋을 것은 분명했다. 양도락 이론이 이를 뒷받침하고 있었다. 그런데 실제로 제품을 만들어 실험을 했을 때 예상하지 못한 문제와 맞닥뜨리게 된다.

피부저항이 너무 예민해서 측정을 하는 동안 호흡을 할 때 발생하는 작은 움직임만으로도 수치가 변화하는 어이없는 일이 발생한 것이다.

가장 큰 난관이 앞을 막아섰다. 그러나 이 문제는 특수한 회로를 개발하여 해결할 수 있었다. 새옹지마라는 말처럼 시련을 극복하고 장해를 넘어서 특허를 획득하는 결과로 이어진 것이다.

습도에 의한 변화

압력 다음으로 영향을 미치는 것은 습도였다. 피부저항은 습도의 영향을 많이 받기 때문에 조금만 땀이 나도 수치가 올라가고 건조해지면 바로 낮아지는 특성을 갖고 있다.

물론 손 떨림에 의해 수치가 변화되는 현상은 덤으로 얹어진다. 이처럼 피부의 조건과 환경에 따라 수시로 수치가 달라지니 진단결과가 맞을 턱이 없는 것이다.

진단의 정확도를 높이기 위해서는 알코올과 솜을 이용하여 반응점이 있는 피부의 습도를 적절하게 조절해야 한다. 그러나 반응점들이 한곳에 모여 있지 않으면 이 또한 극복하기 어려운 문제였다.

다행히 16기맥은 배꼽을 중심으로 그 주위에 모여 있기 때문에 효율적으로 습기를 제거할 수 있었다.

측정방식의 혁신

피부 저항은 사람들이 사상하는 것 이상으로 예민해서 작은 움직임에도 수치가 변화할 수 있다.

피부의 저항은 뇌에서 신경으로 이어지는 생리체계를 갖고 있어서 단순히 전극의 저항을 측정하는 것만으로는 기맥과 경락에서 반응하는 사정을 알아내기 어렵다.

우수한 피부저항측정기기를 개발한 전문가들이 사상체질의 근본 이치를 찾을 수 없었던 이유도 이와 같은 문제를 해결하지 못했기 때문인데 정확한 수치를 찾아내기 위해서는 2차원적인 사고에서 벗어나 보다 치밀하고 정밀한 방법을 사용해야 한다.

기존에 사용하던 수동적 측정방식이 아니라 컴퓨터 프로그램을 활용한 자동시스템이 필요한데 인간의 동작과 사고를 통해서는 측정시간과 방법 같은 어렵고 까다로운 일들을 수행할 수 없기 때문이다.

하드웨어보다 기기 안에 담길 소프트웨어가 더 중요하다는 뜻이다.

기기에서 발생하는 노이즈 현상 또한 정확도를 낮게 하는 원인으로 작용한다.

전극판에서 발생하는 잡음은 매우 작고 예민해서 해결점을 찾기가 쉽지 않았다. 이와 같은 문제를 해결하기 위해 2년 반 동안 측정방식을 찾아 헤매었고 기기를 개발하고 난 이후에도 10년의 세월을 연구와 실험에 빠져 살아야 했다.

이 과정에서 3개의 발명특허를 더 얻게 되는데 얼마나 많은 시련과 어려움을 겪었을지 짐작할 수 있을 것이다.

임상사례

위장병의 추억

어제저녁에 먹은 짬뽕이 잘못된 것일까?

밀가루는 체질에 맞지 않았지만 모처럼 누이의 가족들과 함께 한 자리에서 핑계를 대기가 어려웠다. 오랜만에 먹는 중국음식은 맛이 났는데 과식을 하지 말아야 했지만 분위기가 좋아서 주는 대로 받아 먹은 것이 화근이었다.

아침부터 가슴 한쪽이 당기고 속이 거북한 것이 위장에 탈이 난 것이 분명했다. 얼른 의료기에 앉아 기계를 작동하고 무엇이 문제인지 살펴본다. 액정에 임맥과 우측 위장이 떴다.

항상 그렇듯 위장이 문제였다. 나는 본래 체질이 허약해서 어릴 때부터 잔병치레를 많이 했다. 어릴 적에는 부모님의 보살핌으로 건강을 유지할 수 있었지만 스무 살이 넘어서부터는 늘 감기가 붙어 다녔고 툭하면 코가 막혀 두통을 앓았다.

그러다가 외국생활을 하는 과정에서 비후성비후염이란 병을 얻었는데 답답한 나머지 무리하게 독한 약을 먹은 것이 화근이 되어 위장병을 앓게 된다.

콧병을 고치기 위한 약이었지만 나오라는 콧병은 낫지 않고 속병만 덤으로 뒤집어쓰게 된 셈인데 신문이나 방송의 광고를 보면 좋은 약도 많았지만 웬일인지 먹으면 하나도 듣는 것이 없었다.

서른 살 되던 무렵에는 인천에 있는 큰 병원에서 엑스레이며 혈액검사에 초음파검사까지 받았지만, 병명은 나오지 않고 신경성이란 진단을 받았다. 하도 답답해서

"이렇게 몸이 괴로운데 아픈 데가 없다니 말이 되느냐?"

물었더니 담당 의사는, "건강하다는데 무슨 불만 있느냐?"며 야단을 쳤다.

말씀이야 지당했지만 늘 속이 더부룩하고 가스가 차서 괴로웠으며 밤에는 뱃속 한구석이 꽉 막혀 뒤척이는 바람에 잠을 설치기 일쑤였다.

비염에다 두통까지 겹쳐서 더욱 힘이 들었다. 외국을 드나들 때라 좋다는 약은 모두 구해서 먹어보았지만 일시적일 뿐 전혀 효과가 없었다.

그러는 사이 체중은 점점 줄어서 꼬챙이처럼 마르며 야위어 갔다. 고통은 심했지만 치료는커녕 병의 원인조차 알 수가 없어 눈 덮인 산속에서 약초를 찾는 심정으로 의서를 뒤져가며 자신의 병을 고치기 위해 몸부림쳤다.

그러다가 침술을 배워 가까스로 큰 고통에서 벗어날 수 있었다. 그러나 나이가 들고 영주권도 없이 미국에서 7년을 살다 보니 기력이 소진되어 다시 몸이 나빠졌다.

절망에 몸을 떨었지만 그렇다고 앉아서 다가오는 불행을 기다릴 수는 없었다. 그때 마침 잡지를 통해 피라미드를 닮은 삼각형이나 팔각형이 기운을 모은다는 말을 듣게 된다.

알루미늄을 구해 함석가위로 오려 링 모양을 만들었고 배꼽에 붙여 실험을 했다. 배꼽링은 이와 같은 과정을 겪으면서 완성되었고 그 효과로 위장병에서 완전히 해방될 수 있었다. 그런데 체질에 맞지 않는 음식을 과식하게 되면 가끔 이렇게 말썽을 일으킨다.

그런데도 불구하고 과식을 겁내지 않는 이유는 배꼽에 링을 붙이면 한두 시간 만에 증상이 사라지기 때문인데 효과가 얼마나 좋은지는 생전에 서정범 교수가 한 말을 보면 알 수 있다.

"이렇게 좋은 것을 나만 할 수 있나. 온 국민에게 알려서 모두가 건강해지도록 해야지."

지방간과 간경화증

아내가 큰 병에 걸렸다며 함께 온 부부가 있었다.

"간경화증이라는데 나을 수 있을까요?"

증세가 많이 악화한 탓에 강남에 있는 대학병원에서는 약조차 주지 않았다고 한다. 하는 수 없이 대학병원 한방과를 찾아갔더니 담당 교수는,

"2년 정도 치료를 하면서 결과를 지켜보자."고 했다.

양방에서 불치병 진단이 나왔으니 완치를 기대하기가 어려웠을 것인데 환자를 보니 걱정이 앞서고 마음이 아파졌다.

한 가정의 아내와 어머니의 생명이 달린 일이기 때문이다.

간경변증은 배꼽링을 통해 여러 건 완치된 사례가 있던 터라 기대를 하고 결과를 지켜보기로 했는데 2주째 되던 날 부인이 찾아와서는 생글거리며 묻는다.

"선생님. 저 이제 다 나은 것 같지 않아요?"

우물에 가서 숭늉 달란다고 급해도 너무 급하다. 그런데 중병을 앓는 여인의 표정이 무척이나 밝았다.

다시 일주일이 지나고 부부가 함께 학회를 방문했다.

"사실 저번 주에 병원에 가서 검사를 받았는데 떨어져 있던 혈소판 수치도 정상으로 돌아오고 간경화증이 모두 나았다고 합니다."

그러면서 하는 말이, "병원에서는 약을 끊을까 어쩔까 하며 망설이는데 어떻게 하는 것이 좋겠습니까?" 하고 의견을 물어온다.

약물은 필자의 영역이 아니라서 의사와 상담해서 결정하는 것이 좋다고 답해줬다.

환자의 상태는 날로 좋아져서 두 달이 지난 후에는 병원에서 완치가 되었으니 약을 끊어도 좋다는 진단이 나왔다.

이 환자의 경우 한약만으로는 병을 이겨내기가 어려웠겠지만 약물과 배꼽링이 상승작용을 일으켜서 병이 나은 것으로 판단된다.

간경변증 혹은 간경화증이라고 불리는 이병은 말 그대로 간에 염증이 생겨서 석회처럼 굳어지는 난치성질환이다.

한 번 발병하면 좀처럼 진행을 멈추기가 어렵고 암으로 발전해서 사망에 이르게 되는 병인데 그와 같은 어려움에도 불구하고 그동안 여러 명의 간경화증 환자들이 완치되는 것을 지켜볼 수 있었다.

5년 동안 모두 여섯 명의 환자를 치유했는데 경남에 사는 한 사람을 제외하고 4명이 완치되었다는 병원진단이 나왔다. 그중 한 명은 병원 검진을 거부했기 때문에 결과를 알 수 없었다.

흥미로운 것은 완치된 간경화증 환자들 대부분이 3주에서 두 달 사이에 병이 나았다는 사실이다.

"인체를 해부해보면 배꼽에서 간장으로 이어진 흔적을 발견할 수 있다고 합니다. 아마 그래서 배꼽링이 특별한 효과가 있는 것 같습니다."

의대에 다니고 있는 아들이 이와 같은 말을 하더라며 부부는 환히 웃었다.

항암의 고통

"어이구, 나 죽네. 선생님 나 좀 봐 주세요."

저녁 8시쯤 되었을까? 환우들과 담소를 나누고 있는데 50세쯤 되어 보이는 아주머니 한 분이 사람들의 부축을 받으며 들어왔다.

이 분은 말기암 환자로 손목과 발목의 통증이 심해 발을 절고 있었고 침대에 오를 때도 두 명이 부축을 해야만 할 정도로 힘들어했다.

그 모습이 어찌나 애처로웠던지 화기애애한 분위기 속에서 담소를 나누고 있던 사람들은 금방 숙연해지며 걱정스러운 표정이 되고 말았다.

하지만 10분쯤 지났을까? 이분은 언제 그랬냐는 듯이 금세 표정이 밝아졌는데 순식간에 고통이 사라졌기 때문이다.

처음 문을 열고 들어설 때는 다른 사람의 부축을 받고 들어왔지만 나갈 때는 혼자 걸어서 웃으며 인사를 할 정도로 증세가 나아졌다.

3일째 되는 날에는 누구의 도움도 받지 않은 채 혼자서 침대에 오를 수 있었다. 놀랄 만큼 빠른 반응이었다.

중풍환자를 치유하면서 여러 번 겪은 일이지만 항암제의 특성을 몰라서 걱정했는데 예상대로 좋은 결과로 이어졌다. 앞으로의 일이 기대되는 대목이다.

대장암과 변비

"와아— 하! 하! 하!"

아주머니 한 분이 시술을 받던 중 갑자기 일어나더니 급하게 뛰어간다. 그런데 걸음을 옮길 때마다 방귀를 뽕뽕 뀌어대자 이를 지켜보던 사람들이 박장대소를 한다.

실수하지 않으려고 급하게 자리를 뜬 것이지만 사정을 봐 주지 않는 생리현상 때문에 체면을 구기게 되었다.

이번 임상에서 나타난 특이한 반응은 대변이 무더기로 쏟아져 나오는 숙변배출 현상이다.

예전에도 이런 일을 본 적이 있지만 유독 암환자들에게서 많이 나타나는 이유는 항암제로 인해 장기능이 약해진 탓으로 보인다.

말기대장암을 앓고 있던 여성은 변비가 심해서 고생을 하고 있었지만, 임상시험에 참여한 지 이틀 만에 마른기침이 사라지고 변비가 없어졌다.

신기한 것은 새 약을 처방하며 "변비가 더 심해질 것"이라는 의사의 말에도 불구하고 증상이 사라진 것이다.

항암치료를 받는 대장암 환자의 변비가 해소되고 대변이 무더기로 나왔다는 사실은 숙변이 배출되었다는 점에서 큰 희망을 품게 한다.

앉은뱅이가 일어서다

학회 초기 대전 지회에서 있었던 일이다.

하루는 상주에서 온 회원이 40살쯤 되어 보이는 아주머니 한 분과 함께 학회 사무실을 찾아왔다. 그런데 아주머니의 상태가 이상했다.

"스무 살 때 다리가 아파서 침을 맞았거든요. 그런데…"

아주머니가 말을 잇지 못하고 한숨을 쉰다. 침을 놓을 때 신경을 잘 못 건드렸는지 침을 맞은 이후로 걷지 못하게 되었다는 것이다.

앉은 상태로 허리를 잡고 걷는 모습이 애처로웠는데 말로만 듣던 앉은뱅이 자세였다.

앉아서 걷는 자세가 불안정하다 보니 등과 허리가 C자형으로 크게 굽어 있었는데 구부정한 자세가 굳어져 생긴 현상이었다. 안타깝지만 이런 자세로는 아무리 좋은 치료법을 써도 걸을 수가 없다.

치유를 하려면 먼저 오랫동안 굽어 있던 척추를 곧게 펴야 했다. 결코 쉬운 일은 아니지만 예전에도 근육병과 중풍환자의 구부러진 척추를 편 일이 있었기 때문에 자신을 갖고 시술을 했다.

배꼽링이 있기에 가능한 일이었는데 구부러진 허리에 지압과 마사지를 하자 언제 그랬냐는 듯 허리가 펴지기 시작한다.

"어디 한 번 일어나 보세요."

처음에는 망설였지만 옆에 있던 중풍환자가 자신의 지팡이를 건네주자 그 여성은 거짓말처럼 혼자 힘으로 일어날 수 있었다. 그리고 몇 걸음이지만 발걸음을 뗄 수 있었다.

"와아-"

모두들 놀라서 환성을 지른다. 1시간 전까지만 해도 앉아서만 움직이던 사람이 혼자의 힘으로 일어났기 때문이다.

젊은 시절 아픈 다리에 침을 맞은 게 잘못되어 20여 년의 세월을 앉은 채로 살아왔다는 이 아주머니는 일주일 뒤에는 지팡이를 짚고 걷는 모습을 보여서 지켜보던 사람들을 놀라게 했다.

단 두 번의 치유로 기적을 일으켰던 이분은 상주에서 본회 회원과 함께 필자를 찾아왔지만 이후로는 다시 만날 수 없었다. 함께 왔던 회원이 개인 사정으로 멀리 떠나면서 학회에 올 수 없었기 때문인데 이 분은 학회 회원이 아니었다.

처지가 안 돼 보여 치유를 해 주었던 것인데 등이 펴지고 막혔던 혈이 뚫린 만큼 이후 운동만으로 회복이 되었을 것으로 판단된다.

이분을 생각하면 지금도 안부가 궁금해진다. 그러면서 드는 한 가지 의문은, '이런 일이 왜 소문이 나지 않는가?' 하는 것이다.

사기꾼이 판을 치고 사람들 인심이 각박해지다 보니 어지간해서는 남의 말을 믿지 못하기 때문인데 학회를 운영하면서 기적과 같은 일을 수없이 볼 수 있었다. 또 이런 일도 있었다.

학회 초기에 서정범 교수의 강의를 듣고 한 분이 아들과 함께 학회를 방문한 일이 있다. 패러글라이딩을 즐기다가 추락해서 뇌수술을 받았는데 우측 눈이 실명되어 앞이 안 보인다고 했다.

30세가 조금 넘은 이 청년은 배꼽링 치유를 시작한 지 일주일 만에 시야가 열려 0.8 정도의 시력을 회복했고 머리 상처도 나아서 두 달 만에 회사에 복직할 수 있었다.

이 청년의 경우 시신경이 죽기 전에 학회를 찾아왔기 때문에 이런 기적이 가능했던 것으로 보인다.

전신마비 환자의 귀환

서울 구기동에 C 자로 시작되는 노인요양원이 있다.

당시 필자는 학회 일을 돕던 문하생과 함께 봉사활동을 하기 위해 이곳을 찾았다. 요양원과 양로원을 겸한 그곳에는 300여 명의 노인들이 수용되어 있었는데 유독 할머니 한 분이 나의 눈길을 끈다.

집에서 계단을 올라가다 구른 다음 중풍에 걸렸다는 이 할머니는 전신마비가 되어 혼자서는 화장실조차 갈 수 없었고 휠체어에 의존한 삶을 살아야 했다.

따라서 한 방에서 생활하는 다른 할머니들이 이 분을 돌봐야 했다. 내 한 몸도 건사하기가 힘들어서 수용시설에 온 것인데 살붙이도 아닌 다른 환자의 시중을 들어야 했으니 그 심정들이 오죽했을까?

이 때문에 구박이 이만저만이 아니었는데 흥미로운 것은 배꼽에 링을 붙였을 때 팔다리가 찌릿 거리며 통증이 나타났다는 사실이다. 고통을 호소하는 할머니에게 간호사가 말했다.

"할머니 병이 나으려고 그래요. 배꼽에 반지 하나 붙였다고 이렇게 아프겠어요?"

아무튼 불구판정을 받았던 이 할머니는 단 한 번의 치유로 혼자서 일어났고 한 달 후에는 휠체어에서 벗어났으며 두 달이 되기 전에 완전히 나아서 정상인으로 돌아왔다.

간호원을 잘 만난 덕분이다. 당시 할머니에게는 어떤 치료도 주어지지 않았기 때문에 만약 간호원이 기겁을 해서 치유를 멈추었다면 남은 평생을 불구로 살아야 했을 것이다.

이 사례는 서정범 교수가 직접 요양원에 가서 할머니를 만나 확인한 후에 그분의 저서에 소개한 내용이다.

사상체질의 침구학적 구조

"직원들과 어떤 사안을 놓고 회의를 할 때 가장 중요하게 여기는 것은 비판과 대안입니다. 비판을 하는 것은 좋지만 대안이 없다면 나쁜 점수를 주지요."

학회 일을 논의하던 중 세계 굴지의 회사 임원으로 있던 회원이 내게 한 말이다.

요즘 사회적 인사들이 TV에 나와서 하는 말을 들으면서 이 말의 뜻을 곰곰이 새겨보곤 한다. 정책이나 사안에 대해 비난하기는 쉽지만 대안을 마련하는 일이 어렵다는 것을 아는 까닭이다.

사상체질 이론에 대해 의견을 내고 비평을 했지만 나 역시 그에 대한 걱정에서 자유롭지 않았다. 새 이론을 증명할 자료는 충분했지만 이와 같은 내용을 어떻게 설명할 것인지에 대해 책을 쓰는 내내 고민이 깊었다..

단순히 물리 공식만을 언급한다고 해서 그것이 사상체질의 원리를 증명하는 것은 아니기 때문이다.

인터넷 자료를 보면 알 수 있듯 사상체질의 핵심 내용은 책 한두 페이지에 불과할 만큼 적은 양이다. 사상체질에 대한 신뢰가 높지 못한 것은 그 내용이 나온 배경이 명확하지 않기 때문이다.

사상체질의 발생 원리와 체질이 형성되는 과정 역시 이와 같은 결과가 어떤 원리에 의해 나온 것인지를 확신할 수 있어야 임상에 적용해서 치료할 수 있을 것이다.

다음에 소개하는 내용들은 사상체질이 발생하는 이치와 형성되는 과정에 관해 구체적인 설명을 곁들인 것이다.

사상체질의 과학적 증명

첫 번째 증명 '양체질과 음체질의 형성'

사상체질의 이치를 처음 알게 된 것은 소설에 나온 내용처럼 소음인과 태양인의 자세를 통해서였다.

태양인은 머리 쪽으로 올라가는 임맥이 발달하여 머리와 상체가 크고 서 있는 자세가 꼿꼿하다. 반면 하체와 등 쪽을 향해 흐르는 독맥이 약해 하체와 다리가 빈약한 편이다.

소음인은 이와 반대로 임맥이 약하여 상체가 빈약하고 서 있는 자세가 구부정하다. 그러나 독맥이 발달하였기 때문에 엉덩이가 크고 다리가 튼실하다.

이와 같은 내용을 통해 소음인과 태음인으로 구분된 음체질과 태양인과 소양인으로 구분된 양체질을 구분했다. 그러나 이들이 다시 넷으로 나뉘고 사상체질을 형성하는 것은 또 다른 문제여서 원인을 알아내기 어려웠는데, 그동안 사상체질을 포기한 채 음양체질에 머물러 있던 것도 바로 이 때문이다.

두 번째 증명 '암환자의 피부저항 측정결과'

이처럼 막연한 상황에서 사상체질의 단초를 제공한 것은 암환자의 피부저항 측정결과였다. 소설에서 현성이 암환자를 대상으로 임상시험한 내용은 필자의 사례를 이름만 바꾼 것이다.

오래전 배꼽링의 효과를 실험하기 위해 50명의 암환자를 돌보고 있는 노인전문요양병원에서 임상시험을 한 일이 있다.

당시 30여 명의 암환자를 도우면서 피부저항을 측정한 내용 모두를 노트에 기록해 두었었다. 그런데 이번에 사상체질을 연구하면서 노트의 내용을 살펴보던 중 특이한 점을 발견하게 된다.

143회에 걸친 피부저항 측정결과를 분석한 결과 사상체질과 일치하는 4개의 패턴이 확연하게 드러났던 것이다. 단 한 건만이 달랐는데 이 수치는 기록을 할 때 길 못 했을 확률을 감안하면 거의 100퍼센트에 가까운 결과였다.

특히 여기서 나타난 4가지 패턴은 필자가 13년 전에 발표한 간방체질진단법의 구조와 일치하는 것이었다.

무엇보다 과학장비인 피부저항 측정기를 통해 나온 결과라는 점에서 의미가 있고 신뢰할 수 있는 결과라고 할 수 있었다.

이후 관심을 두고 회원들의 반응을 조사한 결과 그들에게서도 같은 결과가 나왔고 4개의 패턴 구조가 사상체질의 침구학적 구조와 동일하다는 확신을 하게 된다.

세 번째 증명 '복모혈과 16기맥의 허실 구조'

16기맥은 필자가 복진을 하다 발견한 것으로 앞에서 살펴본 것처럼 배꼽을 중심으로 그 주변에 열여섯 개의 기맥이 해바라기처럼 펼쳐져 있다.

배꼽링요법은 은으로 된 반지 모양의 링을 배꼽에 붙여 질병을 치유하는 방법으로 배꼽 주위에 있는 열여섯 개의 기맥을 이용한다. 20년 전, 경희의료원 한방과에서 실시된 임상시험을 통해 그 효과를 인정받았고 KBS방송과 SBS방송에서 실시한 현장시험 결과가 방송을 통해 전국에 알려졌기 때문에 그 존재와 기능에 대해서는 의심할 여지가 없다.

방송을 보면 중풍에 걸려 못 걷던 환자가 배꼽에 링을 붙인 후 즉석에서 걷는 모습을 확인할 수 있는데 배꼽링과 16기맥의 기능에 의해 이루어지는 기적이라고 할 수 있다.

16기맥은 독특한 구조에 따라 하나가 실증을 나타내면 바로 옆에 있는 기맥은 허증이 되는 구조로 되어있다. 이 같은 구조를 분석하면 인체의 경락과 기맥 모두 같은 원리로 구성되어 있다는 것을 알 수 있는데 사상체질 형성에 결정적 영향을 미치게 된다.

16기맥의 혈자리에서 피부저항을 측정한 다음 이 구조와 비교해 보면 병증을 보이는 장기와 사상체질의 구조가 드러난다.

따라서 이와 같은 방법을 사용해서 진단을 하면 경락과 복모혈의 허실 증상을 알 수 있고 자료를 분석하면 사상체질의 침구학적 구조 또한 정확하게 알아낼 수 있다.

소설 속에서 설명하는 "사상체질의 허실구조"를 참고하기 바란다.

네 번째 증명 '복합체질과 치골 다이오드'

치골마사지와 다이오드에 관해서는 뒤에 설명하겠지만, 다이오드 요법은 배꼽링의 효과를 높이기 위한 방법을 찾던 중 발견한 것이다.

치골 혹은 회음 중앙 부분에 다이오드를 붙여놓은 다음 배꼽링을 사용하거나 통증이 나타나는 부위에 마사지를 하게 되면 치유력이 높아지면서 복합체질이 사라지는 효과를 얻을 수 있다.

이와 같은 반응과 결과를 통해 사상체질에서 복합체질이 발생하는 이치를 찾을 수 있을 뿐만 아니라 사상체질 또한 확실하게 판별할 수 있다.

다섯 번째 증명 '음양오행론'

음양오행론은 한방의학의 근간을 이루는 중요한 이론이다. 사상체질에는 오행 구조가 없는 것으로 알려져 있지만, 사상체질의 침구학적 구조를 살펴보면 그 속에 오행이 담겨있다는 것을 알 수 있다.

뒤에 설명하는 내용을 참고하기 바란다.

암 환자의 피부저항과 사상체질

맞춤형 의료기를 개발했지만 처음부터 암 치료를 목적으로 연구를 진행했던 것은 아니다. 지금까지 아무도 성공하지 못했던 일을 나의 힘만으로 성공한다는 것은 만용이었다.

"잉어를 잡느라고 애를 쓰다 보면 붕어라도 걸리지 않을까?"

하는 배짱과 각오로 시작한 일이었다. 그런데 임원들과 함께 머리를 모으고 연구를 하다 보니 안개가 걷히듯 수수께끼와 같은 난제가 풀리기 시작하면서 연구는 정점을 향해 치달았다.

물론 그렇다고 계획처럼 일이 일사천리로 진행되었던 것은 아니었다. 1년이면 충분할 것으로 생각되었던 개발 계획이 꼬박 6년의 세월이 소요되었고 걱정했던 대로 많은 비용과 희생을 치러야 했다.

아무튼 이렇게 기기는 완성되었다. 그러나 문제는 암환자에 대한 임상시험을 할 수가 없다는 사실이다.

인터넷에서 자료를 받아 접촉을 시도했지만 일반인이 운영하는 요양원에서는 잘 못될 우려 때문에 반기지 않았고, 병원에서는 대체요법이라는 이유만으로 거부를 했다.

나중에는 종교 단체에서 운영하는 병원을 찾아 부탁을 하며 사정을 해보았지만 모두들 차갑게 밀어내며 환자와의 접근을 막았다.

처음에는 자부심을 갖고 사람들을 만났지만 시간이 지날수록 점차 못할 짓을 하다가 들킨 사람처럼 주눅이 들고 동냥을 하는 것 같은 부끄러운 마음이 들게 되었다.

'내가 잘못된 일을 하는 것일까?'

한순간 기운이 빠지면서 후회가 밀려왔다.

'단지 피부저항을 측정해서 암환자의 사상체질을 판별하는 자료로 사용하겠다는데 무엇 때문에 이처럼 길을 막는 것일까?'

그들의 태도를 이해할 수가 없었다.

'의료계의 현실을 잘 알고 있으면서 뭘 새삼스럽게.'

속이 상했던 마음을 그렇게 정리하고 다시 인터넷에서 정보를 찾으며 의지를 불태웠다.

사막에는 모래만 있는 것이 아니다. 황량한 세상에도 오아시스처럼 환자의 생명을 위하여 나무와 물이 되어주는 누군가가 반드시 있으리란 믿음을 버리지 않았다.

잠시 후 이와 같은 생각에 믿음을 주기라도 하듯 부산에 있는 요양병원 한 곳이 눈에 들어왔고 전화를 걸으니 기대했던 음성이 수화기를 통해 들려왔다.

"암 환자에게 도움이 되는 일이라면 무엇이든지 해볼 용의가 있습니다."

의료계를 향하여 양심선언을 한 요양병원 원장님의 말씀이었다.

나는 주저 없이 짐을 싸서 부산으로 내려갔다. 그곳에는 50여 명의 암환자가 있었는데 병원 관계자와 환자들의 동의를 얻어 한 달 동안 그들의 치유를 도우면서 피부저항을 측정하고 결과를 기록했다.

하루 두 번씩 30여 명의 환자를 측정해야 했기 때문에 몸과 마음이 지쳐 있었지만 일이 끝난 다음에는 여관에 돌아와 결과를 분석하며 사상체질과의 연관성을 살펴나갔다.

한 달이 가까워지자 성과가 나타나기 시작했다. 사상체질에 맞추어 치유를 하자 환자들의 상태는 몰라보게 좋아졌고 암수치가 내려가는가 하면 항암치료에 의해 낮아졌던 백혈구 수치 또한 상승하는 환자가 나타났던 것이다.

무엇보다 놀라운 사실은 이들의 측정결과를 분석한 결과 사상체질의 네 가지 특징이 확연하게 드러났다는 것인데 이 책을 쓰게 된 결정적 계기가 된다.

소음인 위암 환자의 피부저항 기록

```
성명 :           49세 (남)
  위암 (수술 impos..)      HP  010-8?
  성이지장.
현재 :   항암 → 손이 저리고 얼큰것이 싫음
        다른 증상은 없음   (환의사)

1.  3/10    AM : A-RC-RI          평소 자려있던
            PM : 0             *다양한 현이 굵어졌음.
2.  3/11    AM : A-RC-RI                 좌변 -
            PM : A-LH-RG       부신-우측  간장
                               부신-좌측  위장
3.  3/13    AM : A-RE-RG       부신-좌측  심장

4.  3/14    AM   A-LD-LH       부신-좌측  폐
            PM   A-LD-LH       부신-좌측  폐
5.  3/15    AM   A-RI-LC       부신-우측  방광
6.  3/16    AM   B-LL-LC       췌장-좌측  방광
7.  3/17    AM   A-RE-RG       부신-좌측  심장
            PM   A-RG-RE       부신-좌측  위장


P.  3/22    AM   A-RC-RI       부신-우측  간장
            PM   A-RC-RI       부신-우측  간장
    3/23    AM   A-RI-RC       췌장-좌측  방광
            PM   A-RC-RI       부신-우측  간장
    3/24    AM   A-RC-RI       부신-우측  간장
    3/25    AM   A-RC-RI       부신-우측  간장
            DM   A-RE-RG       부신-좌측  심장
                               부신-우측  간장
        A-RC-RI
```

* 이 자료는 저자가 암환자의 치유를 도우면서 기록한 내용으로 소설에서 이선생이 말하는 사상체질의 구조는 여기에서 나온 것이다.

소음인의 기록

위에 기록된 환자의 기록을 살펴보면 앞에서 보았던 소음인의 병증반응과 일치한다는 것을 알 수 있다.

단 두 차례를 제외하곤 모두 부신과 우측의 간장이나 방광 등 소음인의 병증 구조에서 볼 수 있는 결과가 나와 있는 것이다.

위암을 앓고 있는데도 불구하고 간장과 심장의 빈도가 높은 것은 독극물로 알려진 항암제를 투여받고 있어 간장에 무리가 주어진 탓이었다.

30여 명의 암 환자들 모두에게서 간장과 심장의 병증이 나타났는데 같은 이유로 그런 결과가 나온 것이다.

위에 소개한 사례의 주인공은 유능한 한의사로 갑자기 발병한 위암을 받아들이지 못하고 있었다. 필자가 병원을 방문했을 당시 항암제 부작용으로 얼굴이 검게 변해 있었고 대변의 상태도 좋지 않았다.

피부저항 측정 결과에 맞추어 배꼽링을 붙여 치유를 한 결과 일주일도 지나지 않아 대변 상태가 좋아졌으며 얼굴빛도 정상으로 돌아오는 등 한결 좋아지는 모습을 보였다.

당시 요양병원에는 50여 명의 암 환자가 있었다. 필자는 이들의 치유를 도우면서 피부저항을 측정할 때마다 그 결과를 노트에 기록했다.

23일 동안 부산에 머물면서 30여 명의 환자를 치유했는데 총 413회 중의 412회가 사상체질의 4가지 패턴 안에 들어있었는데 이는 사상체질의 구조가 완벽하다는 것을 입증하고 있다.

다음의 내용은 태양인의 피부저항을 측정한 내용이다.

태양인의 피부저항 측정 기록

3/22	AM	B-29-LE	췌장-좌측 위장
3/23	AM	B-LI-LC	췌장-좌측 방광
3/24	AM	B-26-LC	췌장-좌측 심장
	PM	B-RD-RF	췌장-우측 신장
3/25	AM	B-LE-29	췌장-좌측 위장
3/29	AM	B-LI-LC	췌장-좌측 방광
3/29	AM	B-L9-LE	췌장-좌측 위장
3/30	AM	B-RF-RH	췌장-우측 신장
	PM	B-LC-LI	췌장-좌측 방광

태양인의 침구학적 구조

암환자에 대한 임상시험은 국내 유명 대학에서 보완대체의학과 교수로 있는 김박사와 공동으로 실시한 실험이었다. 위의 기록은 김박사의 피부저항을 기록한 것으로 당시 그는 노인전문요양병원에 병원장 직을 맡고 있었다.

김박사는 특별한 병이 없었지만 건강을 위해 피부저항을 측정했던 것인데 내용을 살펴보면 피부저항을 측정한 일주일 동안 두 번만 소양인이 섞였을 뿐 모두 태양인의 병증 구조에서 실증반응이 나타났다.

두 번의 다른 반응 역시 같은 양체질에 속하는 소양인의 반응이라는 점에서 앞서 설명한 사상체질의 병증 구조가 사실이라는 것을 증명하고 있다.

앞서 살펴본 소음인 위암 환자의 경우도 19회에 걸친 측정 결과 두 번만 좌측 태음인 반응이 나왔을 뿐 모두 우측의 소음인 반응이 나왔다. 그 두 번의 반응 또한 같은 음체질이라는 점에서 위의 사례가 갖는 의미는 크다고 할 수 있다.

사상체질의 침구학적 구조를 증명하는 단서가 되기 때문인데 무엇보다 과학적 장비와 의학 이론을 통해 만들어진 측정기를 통해 증명되었다는 점에서 더욱 큰 의미가 있다 하겠다.

사상체질에 대한 진단이 아무리 정확해도 효과로 이어지지 않는다면 아무런 소용이 없다.

소음인 위암 환자의 경우 항암치료 후유증으로 인해 얼굴이 검게 변해 있었고 배변 상태가 좋지 않았지만 2주가 지난 후에는 검어졌던 얼굴이 밝은색으로 돌아왔고 증상도 완화되었다.

무엇보다 한의사였던 본인이 이와 같은 점을 확인했다는 점에서 신뢰도가 높다고 볼 수 있다.

췌장암 환자의 경우도 치유 당시 얼마 전부터 숨쉬기가 어렵고 기운이 없다며 고통을 호소해왔다. 그러나 치유를 시작한 지 2주도 되지 않아 숨쉬기가 편해졌고 600에 불과했던 백혈구 수치가 2,000으로 회복되며 암수치가 함께 떨어지는 놀라운 일이 일어났다.

이와 같은 효과는 임상시험이 끝난 이후에도 두 달까지 이어졌는데 이들의 결과를 종합해 보았을 때 사상체질의 침구학적 구조가 치유에 얼마나 큰 영향을 미쳤는지 짐작할 수 있다.

이들에게 사용한 치유법은 미세전류와 배꼽링 그리고 그동안 받아왔던 병원치료였다.

물론, 30명의 암환자 모두에서 사상체질이 명료하게 나타난 것은 아니다. 때론 소음인으로 또 때론 소양인으로 바뀌며 다른 반응이 나오는 경우도 있었다.

이 같은 현상은 피부저항을 측정할 때와 저주파 펄스를 주입할 때 주어진 전류의 영향 때문인데 중요한 것은 어떠한 경우에도 사상체질의 네 가지 특성이 바뀌지 않았다는 것이다.

간장과 심장을 비롯해 모든 장기의 활동은 전류에 의해 변화하는 특성이 있는데, 이런 경우 체질 자체가 변화한 것은 아니고 피부저항에 담겨지는 정보가 바뀐 것으로 이해할 수 있다.

생체전류는 뇌와 신경을 따라 흐르며 신체 장기와 기관을 관리하고 조절하는 역할을 갖고 있다. 예를 들어, 심장 위쪽에 있는 동방결절에 전기신호가 70번 주어지면 심장은 70번을 뛰고 100번이 주어지면 100번을 뛰게 된다.

미세전류와 배꼽링이 체질에 변화를 일으키며 치유효과로 이어지는 이유도 이와 같은 전류와 인체생리의 특성 때문인데 일반 의료기들은 대부분 통증제거를 위해 높은 전압과 전류를 사용하기 때문에 미세전류와 같은 결과를 기대할 수 없다.

전자파가 몸에 해로운 이유도 인체의 전기생리를 교란시켜 장기의 활동을 방해하기 때문이다.

시중에서 미세전류치료기라고 판매하고 있는 대다수의 의료기기 역시 전류는 낮지만 높은 전압을 사용하기 때문에 인체가 요구하는 조건에 부합하지 않는다.

필자가 미세전류와 함께 미세 전압을 고집하는 이유는 심장의 부담을 줄이고 인체가 필요로 하는 조건을 충족시켜 세포의 에너지원으로 활용하기 위해서인데, "미세전류를 사용하면 인체의 에너지원인 ATP가 500% 높아지지만 높은 전류를 사용하면 오히려 감소한다."는 학자들의 보고가 있기 때문이다.

사상체질의 병증구조와 요약서

소음인 : 신대비소

임맥(부신)과 함께 우측의 간장과 심장, 비장, 위장, 방광이 약한 체질로 그 중 가장 약한 장기는 심장과 비장이다. 강한 장기는 신장이다.

태음인 : 간대폐소

임맥(부신)과 함께 좌측의 신장과 소장, 폐가 약한 체질이다. 그 중 가장 약한 장기는 폐와 신장이며 강한 장기는 간장과 위장이다.

태양인 : 폐대간소

독맥(췌장)과 함께 좌측의 간장과 위장, 방광이 약한 체질이다. 그중 가장 약한 장기는 췌장과 간장이며 강한 장기는 폐와 심장이다.

소양인 : 비대신소

독맥(췌장)과 함께 우측의 신장과 소장, 폐가 약한 체질이다. 그 중 가장 약한 장기는 췌장과 신장이며 강한 장기는 비장이다.

체질구분의 혼란

위의 도표는 소설 안에서 이제마 선생과 영생이 토론하며 다루던 사상체질의 병증 구조를 정리한 내용이다.

이와 같은 구조는 필자가 피부저항 측정기를 통해 암환자를 비롯해 수많은 사람들을 측정해서 확인한 것으로 이 책에 실려 있는 모든 내용은 이 결과를 증명하기 위해 존재하는 것이라고 해도 과언이 아니다.

중요한 내용인 만큼 잘 기억했으면 하는 바람이다.

사상체질이 존재한다는 것을 공감하는 사람은 많지만 믿음을 갖고 신뢰를 보이는 사람은 많지 않았다. 대중들이 공감할만한 의학적 근거가 없었기 때문인데 사상체질이 만들어지는 근본 이치를 알지 못하는 현실에서 표준을 정해보았자 소용이 있을 까닭이 없다.

사상체질 판별에 혼란을 겪고 있는 작금의 현실이 이와 같은 사정을 증명하고 있지 않은가?

사상체질을 구분해 놓아도 딱히 증명할 방법이 없다. 사정이 이렇다 보니 지위가 높은 사람이 힘을 갖고 목소리 큰 사람이 앞에 나서는 야릇한 풍경이 생겨났다.

16체질에 32체질을 주장해도 딱히 반박할 근거가 없는 것인데 노인네 무릎 세우듯 논쟁에서 우위만 점하면 되는 상황인 것이다.

체형만 보고 사상인을 구분하는 것은 시대에 맞지 않는 판별법이다.

예전에 '배사장'이란 말이 유행한 적이 있다. 배사장은 잘 먹어서 회사 사장처럼 배가 나오고 살이 찐 사람들을 부러워해서 나온 말이었다.

비만과의 전쟁이 벌어진 지금 호랑이 담배 피우던 시절 얘기 같지만 불과 50년도 안 된 실제 이야기로 70년대까지만 해도 먹을 것이 귀해서 마른 사람이 많았다.

조선시대에는 사정이 더욱 열악해서 뚱뚱한 몸매를 갖고 있어야 미인으로 쳤다. 엉덩이가 펑퍼짐해야 부잣집 맏며느리 감으로 인정을 받은 것인데 모두가 못 먹고 살 때 생겨난 말이다.

비만 인구가 늘어가고 못 먹어서 생긴 병보다는 너무 먹어 생기는 병이 많은 현실에서 120년 전에 만들어진 기준으로 사상체질을 판단한다는 것은 납득이 가지 않는 일이다.

체형은 참고 사항일 뿐 절대적 기준이 될 수 없다는 뜻인데 이제는 사상체질 판별에도 과학과 의학을 결합한 기준을 마련해야 한다. 필자가 이번에 발표한 사상체질판별법에는 이와 같은 기준에 맞추어 모든 조건을 충족할 수 있는 내용과 증거를 갖추고 있다.

사상체질의 발생과 체질이 형성되는 이치를 찾아낼 때 사용된 장비는 배꼽링요법과 맞춤형 의료기로 학회에 참여한 인사들의 면면을 살펴보면 필자의 연구가 어떻게 가능했는지를 짐작할 수 있다.

배꼽링학회는 대학교 재단이사장은 물론 대학병원 병원장, 대학총장을 비롯해 각계각층의 인사들이 회원으로 가입해 후원을 아끼지 않은 연구학회였다.

학회가 설립된 1997년 11월에서 필자가 미국으로 떠난 2003년 5월까지 5년여의 기간 동안 의대교수를 포함해 120여 명의 의사와 박사가 참여해서 학회발전에 힘써왔다.

일반회원의 수만도 1천 명이 넘었는데 회원들 대부분이 2년 사이에 가입한 사람들인 것을 감안하면 결코 작은 수가 아니다.

"사상체질의 발생과 형성의 이치"에 관한 연구는 이처럼 필자가 배꼽링학회를 이끌어오면서 쌓은 지식과 경험 그리고 연구 자료를 통해 완성된 것이다.

사상체질의 발생 이치와 다이오드요법

    사상체질의 근본은 임맥과 독맥으로 시작하는 음체질과 양체질이다. 임맥과 독맥의 존재 그리고 이들의 운동은 다이오드를 통해 확인할 수 있다.

    전자부품인 다이오드는 전류를 플러스에서 마이너스로 한 쪽 방향으로만 흘러가게 하는 특성을 갖고 있다. 따라서 아래의 그림처럼 치골 중앙에 위치한 치골결합 부분에 다이오드와 함께 반창고를 수평으로 붙여두면 음체질인지 혹은 양체질인지를 판별할 수 있다.

    반응이 약할 경우에는 배꼽에 배꼽링을 붙여서 치유를 해보면 보다 분명하게 음체질과 양체질의 반응을 확인할 수 있는데 이치에 맞게 방향을 정확하게 붙였을 경우 치유효과가 높아지지만 그렇지 않을 경우 증상이 안 좋아지기 때문이다.

    이와 같은 방법을 사용할 경우 복합체질이 사라지고 순수한 사상체질 증상이 나타나는 것을 확인할 수 있다. 소음인의 경우 그림처럼 마이너스 부분이 위쪽을 향하도록 붙여놓으면 임맥의 성질이 강해져서 다른 체질이 혼합되는 현상은 사라지고 오직 소음인의 반응만이 나타나게 된다.

    양체질의 경우는 독맥의 흘러가는 방향이 반대이기 때문에 다이오드의 마이너스 극을 아래쪽을 향하도록 붙여놓으면 태양인과 소양인의 순수한 반응이 나타나게 된다.

이와 같은 결과를 통해 사상체질은 전류의 영향을 받으며 침구학적 구조에 의해 형성되었다는 것을 증명할 수 있다.

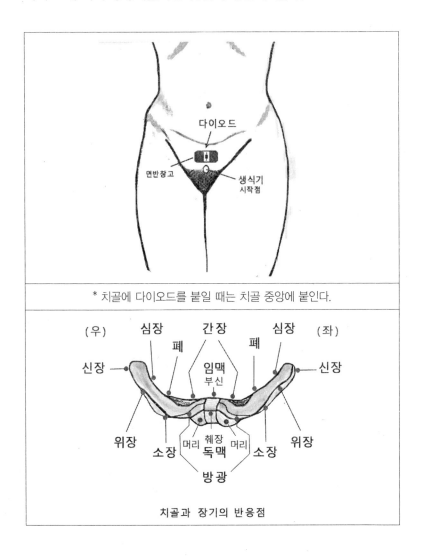

* 치골에 다이오드를 붙일 때는 치골 중앙에 붙인다.

치골과 장기의 반응점

사상체질의 성격과 직업

    앞에서 살펴본 사상체질의 특성은 소설 중 이제마 선생과 영생이의 대화를 통해 소개한 사상체질의 침구학적 허실 구조를 알기 쉽게 정리한 내용이다.

    이번 장에서 다루지 않고 굳이 소설을 통해 설명한 이유는 내용이 까다롭고 전문적이어서 일반인이 보기에는 이해가 쉽지 않을 것이란 생각이 들었기 때문이다.

    두 사람이 서로 의견을 주고받는 형식은 소설이 아니면 불가능한 일이다. 단순히 글에 의한 설명만으로는 표현하기 힘든 부분들을 대화를 통해 알아가는 것이 보기에 좋을 것 같아 시도해 본 것이다.

    앞서 밝힌 것처럼 위의 내용은 암환자의 피부저항 측정결과를 통해 입증된 것이다.

    다음 내용은 사상체질에 관심을 두고 있는 일반인을 위한 것으로 각 체질의 특성에 관해 설명하였으니 참고하기 바란다.

소음인의 특징

신대비소

소음체질을 가진 사람은 신장 기능이 좋지만 비장이 작아 소화기
능이 약하다. 따라서 정력이 좋고 생식 기능이 발달했지만 소화력이
약한 것이 흠이다.

소음인은 임맥과 함께 우측의 간장과 심장(비장), 위장, 방광에서
병증이 나타나며 가장 약한 장기는 부신과 심장, 비장이다.

상대적으로 신장과 소장, 폐 기능이 뛰어나고 허리가 튼튼하다.

16기맥의 구조를 보면 심장과 비장은 서로 반대쪽으로 연결되어
함께 작용하기 때문에 심장을 치유하면 비장은 자연히 좋아지는 구
조를 갖고 있다.

한 예로 우측의 무릎이 시큰거리고 비장경에서 통증이 나타날 때
좌측의 심장을 치유하면 바로 증상이 가라앉으며 좋아지는 것을 확
인할 수 있다.

체형과 성격

서정범 교수의 연구에 의하면 소음인은 우리나라 전체 인구의
60%가량을 차지한다고 한다. 소음인은 상체로 향하는 임맥의 기운
이 약한 탓에 상체가 작고 빈약한 편이다. 이 때문에 걸을 때 몸을
앞으로 숙이고 구부정하게 걷는 경향이 있다.

상체가 약한 반면 몸 아래쪽과 등을 향해 흐르는 독맥의 기운이 잘
발달하여 하체와 다리가 튼실하다.

얼굴은 오밀조밀하고 예쁜 편이며 피부는 부드럽고 걸음걸이는 얌

전하다. 성격이 온순하고 소극적이며 겸손한 편이다.

또한 조직적이고 치밀하며 지혜롭지만 소심하고 인내가 부족한 편이다. 내성적이라 적극적이지 못하고 추진력이 약한 단점이 있다. 그리고 한 번 틀어지면 잘 풀리지 않는 경향이 있다.

직업

애교가 많고 조직을 꾸려나가는 수완이 있어 사업을 잘한다.

성실하기 때문에 직장생활도 잘하지만 인내를 요구하는 전문직은 맞지 않는다.

태음인의 특징

간대폐소

태음인은 임맥과 함께 좌측의 신장과 폐가 약한 체질이다. 반면에 간장과 위장 등 소화기관은 튼실하기 때문에 영양상태가 좋아서 체격이 큰 편이다.

이 때문에 어떤 사람은 한국인 중에는 태음인이 가장 많다는 주장이 있지만 실상은 그렇지 않다. 요즘 사람들의 체격이 좋은 것은 과거에 비해 영양 상태가 좋기 때문이다.

체형과 성격

얼굴은 사각형을 하고 있으며 키가 크고 눈꺼풀이 두툼한 편이며 소화력이 좋아 체격이 크다. 태음인은 전체 인구 중 약 20%를 차지하며 허리와 엉덩이가 크고 하체가 발달하였으며 추위에 강하다.

행동이 점잖으며 말 수가 적고 저음에 과묵한 성격을 갖고 있다.

간대 폐소라고 해서 간장이 큰 반면 폐가 약하므로 감기와 비만을 조심해야 한다.

직업

애교가 많고 조직을 꾸려나가는 수완이 있어 사업을 잘한다.

성실하기 때문에 직장생활도 잘하고 사업도 잘하지만, 일을 벌려 놓고 마무리가 잘 안 되는 성격이므로 세심한 작업을 요하는 전문직 은 맞지 않는다.

태양인의 특징

폐대간소

태양체질을 가진 사람은 임맥과 함께 폐와 심장이 발달하여 머리 가 크고 상체가 크다. 반면 몸 아래와 등 쪽을 향해 흐르는 독맥(췌 장)과 좌측의 간장, 위장이 약해서 엉덩이와 다리가 약하고 소화기능 이 약하다는 특징을 갖고 있다.

반면에 신장과 소장 그리고 폐는 좋은 기능을 갖고 있다.

체형과 성격

태양인은 머리가 크고 어깨와 가슴, 상체가 발달한 반면 하체가 약하다.

전체인구 중 약 5% 정도를 차지하는 태양체질은 고집이 세고 승부 욕이 강해 스트레스를 많이 받는다. 또한 좋고 싫음이 분명하며 남의 비위를 맞추기 싫어하고 독선적이어서 친구가 많지 않은 편이다.

건강과 직업

태양인은 배꼽 아래로 향하는 독맥의 기운이 약한 체질이기 때문에 위장과 췌장, 간장 등 소화력이 약해 마른 사람이 많다.

열량이 많고 소화가 어려운 육류의 섭취를 줄이고 과식을 피해야 건강을 지킬 수 있다.

간섭을 받기 싫어하고 머리를 쓰는 일을 좋아해서 사업가나 연구원 등 전문직종을 선택하는 경우가 많다.

소양인의 특징

비대신소

소양인은 비장이 커서 소화 기능이 좋지만 독맥(췌장)과 함께 우측의 신장과 소장 기능이 좋지 않고 허리와 다리의 힘이 약하다.

소양인의 경우 위장이 좋은 편이기는 하나 췌장의 문제를 안고 있기 때문에 과식을 피해야 한다.

체형과 성격

양체질의 가장 큰 특징은 머리가 크고 어깨와 목, 가슴이 발달한 것이다. 소양인은 얼굴은 둥글고 키가 작은 편이지만 일 처리가 빠르고 뛰어나며 강인한 성격을 갖고 있다.

단점은 이성보다는 감정적이고 낭비와 사치가 심한 편이며 일은 잘 벌이지만 뒤처리가 안 된다는 문제를 갖고 있다.

감정의 변화가 심하고 불안감을 가진 경우가 많다. 신장이 약한 사람은 불면증과 함께 생각이 많고 불안감을 느끼는 경향이 있다.

건강과 직업

소양인은 독맥과 함께 우측의 신장과 소장이 약한 편이다. 반면 소화력이 좋아 식탐이 있는 편이나 췌장이 약한 탓에 과식을 하면 체하는 경우가 많다.

신장과 소장, 대장이 약해 배변상태에 문제가 있을 수 있다.

소양인은 전체 인구의 20% 정도이며 밖에서 활동하는 것을 좋아하는 성격이어서 연예인이나 서비스업종이 잘 맞는다.

사상체질과 식품

태양인에게 좋은 식품

곡　류: 쌀, 메밀, 통밀, 보리쌀, 검은콩, 녹두, 들깨, 메조, 강낭
　　　콩, 감자, 고구마, 코코아 등
채소류: 배추, 양배추, 가지, 시금치, 상추, 오이, 파, 양파, 연
　　　근, 쑥갓, 부추, 깻잎, 알로에, 파슬리 등 푸른 야채
어패류: 굴, 조개 등 모든 어패류, 붕어, 잉어, 장어, 게, 오징어,
　　　갈치, 청어, 고등어, 모든 등 푸른 생선
해조류: 미역, 다시마 등 모든 해조류
과일류: 감, 살구, 귤, 복숭아, 모과, 딸기, 배, 잣, 파인애플, 바
　　　나나, 키위, 오가피, 청포도

태양인에게 나쁜 식품

곡　류: 땅콩, 찹쌀, 차조, 율무, 흰콩, 수수, 현미 등 소화가 어
　　　려운 곡류, 참깨

채소류: 무, 도라지, 인삼, 당근, 더덕, 겨자, 마, 미나리, 샐러
리

육　류: 소화가 어려운 모든 육류. 피자, 버터, 치즈 등

과일류: 참외, 수박, 멜론, 밤, 대추, 사과, 꿀, 커피, 은행, 호
두

소양인에게 좋은 식품

곡　류: 쌀, 메밀, 통밀, 팥, 보리쌀, 검은콩, 녹두, 강낭콩, 들
깨, 메조, 땅콩, 감자, 고구마, 코코아 등

채소류: 배추, 양배추, 가지, 시금치, 상추, 오이, 깻잎, 파, 양
파, 연근, 쑥갓, 부추, 샐러리, 알로에, 미나리, 신선초 등
푸른 야채

어패류: 굴, 조개 등 모든 어패류, 붕어, 잉어, 가물치, 전복, 장
어, 게, 오징어, 갈치, 청어, 고등어, 모든 등 푸른 생선

해조류: 미역, 다시마 등 모든 해조류

육　류: 돼지고기, 닭고기, 흑염소, 오리고기

과일류: 감, 살구, 귤, 산수유, 구기자, 오미자, 참외, 수박, 복숭
아, 모과, 딸기, 배, 잣, 파인애플, 바나나, 키위, 오가피, 청
포도

소양인에게 나쁜 식품

곡　류: 감자, 고구마, 흰콩, 옥수수, 찹쌀, 차조, 참깨, 카레, 후
　　　　추, 율무, 수수, 현미 등 소화가 어려운 곡류, 참깨 등
채소류: 무, 당근, 도라지, 인삼, 더덕, 겨자, 생강, 마늘, 마, 미
　　　　나리, 다시마, 김, 파, 양파, 샐러리 등
육　류: 소고기, 양고기, 조기. 피자, 버터, 치즈 등
과일류: 밤, 대추, 오렌지, 레몬, 사과, 꿀, 호두

소음인에게 좋은 식품

곡　류: 쌀, 현미, 찹쌀, 차조, 메조, 통밀가루 옥수수, 감자, 고구
　　　　마, 흰콩, 강낭콩, 황설탕, 카레
채소류: 무, 마늘, 생강, 고추, 파, 양파, 참깨, 연근, 부추, 우
　　　　엉, 쑥갓, 상추, 양배추, 금치, 연근, 쑥갓, 부추, 파슬리. 인
　　　　삼
육　류: 소고기, 닭고기, 오리고기, 양고기, 염소고기. 계란, 피자
해물류: 미역, 김, 다시마, 파래, 동태 등 흰 살을 가진 생선
과일류: 사과, 귤, 오렌지, 복숭아, 대추, 토마토, 꿀, 포도

소음인에게 나쁜 식품

곡　류: 보리쌀, 메밀, 녹두, 검은콩, 붉은 콩, 수수, 흰 밀가루, 흰

설탕, 들깨, 검은깨, 율무, 땅콩

채소류: 배추, 도라지, 당근, 더덕, 오이, 케일, 미나리, 깻잎, 샐
러리 등

육　류: 돼지고기

해물류: 조개류, 굴, 새우, 게, 갈치, 오징어, 꽁치, 고등어 등 붉
은 살을 가진 생선

과일류: 참외, 수박, 멜론, 바나나, 밤, 잣, 영지버섯, 오미자, 오
가피, 배

맥주, 커피, 찬 음식

태음인에게 좋은 식품

곡　류: 쌀, 현미, 찹쌀, 차조, 율무, 땅콩, 메조, 감자, 고구마,
흰콩, 강낭콩, 황설탕

채소류: 무, 당근, 마늘, 생강, 고추, 가지, 냉이, 파, 양파, 참
깨, 연근, 부추, 우엉, 쑥갓, 상추, 양배추, 금치, 연근, 쑥
갓, 부추, 파슬리, 인삼

육　류: 소고기, 돼지고기, 오리고기, 닭고기, 양고기, 염소고기,
설렁탕, 곰탕, 계란, 피자

해물류: 미역, 김, 다시마, 파래, 동태 등 흰 살을 가진 생선

과일류: 사과, 귤, 오렌지, 복숭아, 대추, 토마토, 꿀

태음인에게 나쁜 식품

곡 류: 보리쌀, 메밀, 녹두, 검은콩, 검은깨, 검은팥, 빨간 팥, 수
       수, 흰 밀가루, 흰 설탕, 들깨, 검은깨, 율무, 땅콩
채소류: 배추, 도라지, 당근, 더덕, 오이, 케일, 미나리, 샐러리
       등.
해물류: 조개류, 굴, 새우, 게, 갈치, 오징어. 낙지, 꼴뚜기, 청
       어, 꽁치, 고등어, 참치 등 붉은 살을 가진 생선.
과일류: 참외, 수박, 멜론, 바나나, 밤, 잣, 영지버섯, 오미자, 오
       가피, 배, 포도
맥주, 커피, 찬 음식

타고난 체질은 바뀌지 않는 것일까

8체질은 사상체질과는 전혀 다른 것이라고 하지만 이와 같은 주장이 갖는 의미는 크다.

그와 같은 주장을 인정할 경우 사상체질의 존재는 의미를 잃게 되고 이제마 선생의 명성은 땅에 떨어지게 된다. 중요한 여덟 개의 체질은 알아차리지도 못한 채 네 개의 체질만을 모아 사상체질을 만들었다는 결론이 성립되기 때문이다.

이유야 어찌 되었든 팔 체질이 인정받고 있다는 것은 예외불허의 법칙에 문제가 있다는 뜻이다. 특히 필자처럼 논리에 목을 매는 사람이 받아들이기에는 무리가 있다.

이번 연구를 통해 알게 된 분명한 사실은, "신체에서 여러 가지 체질이 나타나는 이유는 사상체질이 복합되어 나타나기 때문이다."라는 것이다.

이 같은 주장에 힘을 실어주는 것은 치골마사지와 다이오드 요법이다. 치골에 다이오드를 체질에 맞게 극을 정해 붙인 다음 마사지를 하면 복합체질은 사라지고 확연하게 사상체질의 네 가지 패턴이 나타나는 것을 확인할 수 있다.

단순히 "이렇게 하니까 저렇게 되더라." 하는 식의 주먹구구식 주장이 아니라 피부저항을 측정해서 나온 과학적 결과였다. 이치와 결과가 분명한 만큼 근거 있는 결과라고 단언할 수 있다. 그리고 이 같은 사실은 결국 이제마 선생의 주장이 옳았다는 것을 증명한다.

그러나 불용법칙에 대한 의문이 해소된 것은 아니다.

"사상체질은 절대 변하지 않는다."는 말을 그대로 수용할 경우 8체질을 비롯한 여러 가지 체질론자들의 주장은 엉터리라는 오명을 뒤집어쓸 수밖에 없다.

사상체질과 그 밖의 다른 체질론이 충돌할 때 원인을 제공한 것은 불용법칙이다. 하지만 논란의 중심에 서 있는 것은 복합체질인데 복합체질을 양산하는 가장 큰 요인은 전류의 영향이다.

뇌를 비롯한 주요 신경의 정보전달 방식 모두가 생체 전압과 전류에 의존하고 있기 때문이다.

우리나라에 전기가 처음 들어온 것은 1887년이고 이제마 선생이 사망한 때는 1900년이다. 따라서 사상체질이 완성되던 시기에 일반 대중은 전기의 영향을 전혀 받지 않았다고 해도 과언이 아니다.

복합체질이 나타날 확률이 낮을 수밖에 없는 것인데 이와 같은 환경이 불용론을 탄생시킨 배경은 아닐까 하는 생각이 든다.

물론 그 시대라고 해서 복합체질이 전혀 없던 것은 아니다. 체질이 바뀌는 요인은 전류만이 아니고 자연발생적인 부분도 있는데 수십 년간 사상체질을 연구하고 체계를 세운 선생이 과연 체질이 복합되어 나타나는 현상을 알지 못했을까?

탁월한 혜안과 능력을 갖춘 선생이 복합된 체질을 보지 못하고 사상체질의 불용법칙을 세웠다는 것은 생각하기 어렵다. 필자가 몇 달만에 발견한 것을 선생이 보지 못했을 까닭이 없기 때문이다.

이와 같은 관점에서 볼 때 선생이 불용법칙을 세운 이유는 복합체질을 경계했기 때문이 아닐까 하는 생각을 하게 된다.

복합체질이 발생하는 원인

소음인은 주로 우측의 심장과 비장에서 병 반응을 보인다. 그러나 때로는 임맥과 함께 소양인의 장기인 우측의 폐가 함께 섞여서 나타나는 경우가 있다.

복합체질의 반응인데 이런 현상이 나타나면 사상체질 구조에 혼선이 생겨 체질 판별에 어려움을 겪게 된다.

이미 오래전에 사상체질의 병증 구조를 찾아놓고도 이제야 그 원리를 밝혀내게 된 것도 그 때문인데 8체질이나 32체질이 등장한 이유도 복합체질에 의한 것으로 파악하고 있다.

복합체질이 형성되었을 때 체질에 맞추어 치골이나 회음 중앙에 다이오드를 붙여두면 복합체질이 사라지는 것을 확인할 수 있었다. 이와 같은 결과를 통해 복합체질이 형성되는 이유를 짐작할 수 있었는데 복합체질은 배꼽과 치골의 반응이 다를 때 나타나는 현상이라는 것이 확인된 것이다.

치골과 배꼽의 16기맥은 장기에서 일어나는 모든 정보가 입력되는 곳이다. 그런데 문제는 이들이 각기 다른 경로를 통해 장기의 정보를 공급받는다는 점이다.

배꼽의 16기맥이 근육과 신경을 통해 정보가 입력되는 반면 치골은 척추를 통해 정보가 입력되는 구조를 갖고 있다. 이 때문에 치골은 배꼽에 비해 전달력이 떨어진다는 문제를 안고 있다.

이런 문제로 인해 배꼽과 치골의 반응점에 서로 다른 정보가 주어지고 신체에는 두 가지 병 증상이 함께 나타나는 복합체질 현상이 발생하게 된다.

사상체질의 발생 이치가 명확하지 않은 상황에서 인간의 체질을 음체질과 양체질로 이해하는 것은 가장 합리화된 생각이었다. 경락과 기맥이 좌측과 우측에 하나씩 나누어져 있기 때문이다.

간방체질진단법을 찾아낸 이후에는 이와 같은 생각이 더욱 확고해져서 소음인과 소양인 반응이 섞여 나오는 것을 보면서도 이상하다는 생각을 하지 않았다.

배꼽링으로 치유를 하면 곧 사라졌기 때문이다. 그러나 이후 진행된 연구를 통해 복합체질에 대해 새로운 인식을 하게 된다.

본래부터 갖고 있던 체질도 중요하지만 복합된 체질이 더 중요하다는 것을 알게 되었는데 복합체질이 형성될 경우 몸의 통증은 복합된 체질에 의한 경우가 많다는 사실을 확인했기 때문이다.

사상체질은 상황에 따라 복합체질을 형성하며 변화하지만 기력이 떨어질 경우 본래 타고난 체질로 돌아온다. 그런 점에서 사상체질이 불변한다는 것은 틀린 말이 아니다.

그런데도 불구하고 복합체질에 관심을 가져야 하는 이유는 앞서 말한 것처럼 몸의 통증은 복합체질로 인해 발생하는 경우가 많기 때문이다.

정리를 하면, 체질 판별은 사상체질을 기본으로 하고 통증과 같은 증상은 체질에 구애받지 말고 몸에 나타나는 반응 위주로 치유해야 한다는 것이다.

복합체질의 종류와 특성

사상체질은 쉽게 바뀌지 않는다. 그러나 몸살에 걸리거나 사고,

수술 등으로 몸의 큰 상처를 입게 되면 신체에 있는 경락이 손상되면서 복합체질이 되거나 다른 체질로 바뀌게 된다.

현대인은 과학과 각종 산업의 발달로 사고를 겪기도 하고 수술 등으로 인해 복합체질이 생길 가능성이 커졌다.

사상체질이 복합되는 현상은 다음과 같은 네 가지 형태로 나타난다.

1. 소음인과 소양인의 병증 구조가 섞여서 나타나는 경우
2. 소음인과 태양인의 병증 구조가 섞여서 나타나는 경우
3. 태양인과 태음인의 병증 구조가 섞여서 나타나는 경우
4. 태양인과 소음인의 병증 구조가 섞여서 나타나는 경우

복합체질은 교통사고나 수술 등 신체에 큰 상처가 났을 때 발생한다. 또는 약물중독이나 전자파와 같은 외부환경에 노출되었을 때 발생한다.

복합체질이 나타나면 원래 갖고 있던 체질보다 복합체질의 증상이 앞서 나타난다. 예를 들어, 우측 체질인 소음인이 평소 심장에 병증이 있었다고 가정하자.

이때 바로 아래쪽에 위치한 신장기맥이 임맥과 함께 나타나면서 소양인이 섞이게 되면 심장의 병반응보다 소양인의 병반응이 나타나서 허리가 아프거나 목이 아파지게 된다.

이처럼 소양인이 섞일 경우 소화력도 소양인을 따라가게 된다. 평소 좋아하지 않던 돼지고기가 먹고 싶어지거나 찬 음식이 당기게 된다.

나이가 들면서 예전에는 쳐다보지도 않던 젓갈이나 장아찌 같은

음식에 손이 가는 것도 같은 현상이다. 그러나 건강이 회복되면 다시 자신의 체질로 돌아오면서 식성이 바뀌는 변덕을 부리게 된다.

체질이 복합되어 나타나면 증상에 따라 치유를 하면 된다. 주의할 것은 임맥과 독맥은 반드시 원래의 체질을 치유하되 일반 장기는 복합되어 나타난 증상을 치유해야 효과가 있다.

처치

피부저항기가 있을 경우 복합체질의 반응은 문제가 되지 않는다. 측정해서 나온 결과대로 처치를 하면 되기 때문이다. 그러나 측정기가 없을 경우 복진법을 활용해서 진단을 하면 된다.

복합체질에 관한 해석

필자가 복합체질을 외면했던 것은 체질이 변화하는 과정을 면밀히 파악할 수 없었기 때문이다.

이제마 선생 역시 같은 경험을 한 것이 아닐까 하는 생각을 하게 된다. 과학 장비가 없는 열악한 환경에서 복합체질에 눈을 돌릴 경우 자칫 혼란에 빠져 길을 잃기 쉬웠고 사상체질의 기본을 지키기 어려웠을 것으로 판단된다.

그런 까닭에 복합체질에 관심을 두는 행위 자체를 차단하기 위해 불용법칙을 만들지 않았을까 하는 생각이 드는 것이다.

개인적인 생각이지만 복합체질은 사상체질의 분화에 의해 나타나는 현상일 뿐 진정한 의미에서의 체질은 아니라고 판단된다.

이런 진실에도 불구하고 복합체질에 관심을 두고 살펴보아야 하는 이유는 체질이 복합되어 나타나는 증상은 허상이 아닌 사실적 반응이기 때문이다.

필자 자신이 직접 경험한 일이지만 사상체질을 신봉하는 사람 눈에는 복합체질이 보이지 않는다. 중요하다고 여겨지는 것만 기억하려는 의식 구조 때문인데 복합체질은 사상체질이 낳은 사생아 같은 존재이지만 여기서 파생한 증상을 치유하지 않으면 다른 증상도 잘 낫지 않는다.

따라서 정확한 체질 진단을 통해 몸에 나타나는 복합 증상을 치료해야 사상체질 또한 정확한 판별이 가능하다는 점을 유념하기 바란다.

사상체질과 오행의 순서

오행의 순서

그동안 음양에 관해서는 많은 연구를 했고 만족할 만한 성과도 거두었지만 오행에 대해서는 전혀 관심을 두고 있지 않았다.

서양식 교육을 받은 사람에게 음양오행설은 낯선 이론일 수밖에 없었다. 이론 자체가 철학적이고 관념적이어서 책에 소개를 하면서도 정작 나 자신은 회의적인 시각을 갖고 있었던 것이다.

"나무는 불을 낳고 불은 흙을 낳으며 흙은 다시 쇠를 낳고 쇠는 물을 낳는다."

"흙이 쇠를 생한다."까지는 이해를 할 수 있었지만 쇠가 물을 생한다는 부분에 와서는 귀신 씨 나락 까먹는 소리 같아서 도무지 가슴에 와 닿지를 않았다.

그런 까닭에 사상체질 구조 속에서 목, 화, 토, 금, 수로 이어지는 소음인의 오행 순서를 찾았을 때는 귀신이라도 본 것처럼 너무 놀라서 까무러칠 지경에 이르렀다.

음양은 물론 오행의 상생법칙까지 순서대로 나열되어 있으니 이것을 어떻게 받아들여야 할지 몹시 혼란스러웠다. 결국 밤을 세워가며 오행 관계를 풀어내는 작업에 몰두했고 새벽까지 엎치락뒤치락하며 씨름을 한 끝에 기맥 안에 들어있는 오행의 구조를 찾아낼 수 있었다.

사상체질의 오행 구조

사상체질이 발생하고 형성되는 이치와 과학적 구조는 침구학 안에 들어 있었다.

필자가 이처럼 사상체질의 과학적 구조를 밝힐 수 있었던 것은 배꼽의 기맥 활동과 사상체질이 형성되는 이치가 같았기 때문이다.

오래전 배꼽링을 고안하여 16기맥을 찾아냈고 학회를 설립한 이후 20년이 넘는 세월을 장기와 연결된 기맥이 구그룹 연구하면서 자연스럽게 이루어진 결과였다.

꽃이 피면 열매를 맺듯 배꼽에 대한 연구가 사상체질의 과학적 구조란 이름으로 결실을 맺은 것인데 흥미로운 것은 기맥에서 나타나는 허실구조가 한방의학의 기본 구성인 음양오행의 법칙과 일치한다는 사실이다.

사상체질의 병증구조를 살펴보면 실증을 나타내는 기맥 모두 목, 화, 토, 금, 수 로 시작하는 오행의 순서에 맞추어 배열된 것을 알 수 있다.

처음에 간방진단법을 연구하면서 사상체질을 염두에 둔 적은 없었다. 단지 16기맥에 맞는 최적의 진단법이 필요했고 이 구조 안에 내가 찾는 답이 있을 것이란 생각을 했을 뿐이다.

간방체질이란 이름을 붙였던 것도 이 때문인데 그러던 어느 날 갑자기 머릿속에서 16기맥이 살아 움직였고 허와 실의 법칙이 자리를 잡으며 사상체질로 이어졌다.

생동하는 모든 물질은 전선의 자기장처럼 일정한 방향을 향해 회전운동을 하는 특성을 갖고 있다.

태풍을 찍은 사진을 보면 한 방향으로 회전하고 있다는 것을 알 수 있는데 저기압은 시계반대 방향으로 회전하고 고기압은 시계방향으로 회전하며 이동한다.

우리 몸의 장기도 이와 같아서 음체질은 배꼽을 축으로 시계반대 방향으로 회전하고 양체질은 시계방향으로 회전을 하고 있다.

사상체질이 서로 유사해 보이면서도 다른 특성을 갖는 것은 왼쪽과 오른쪽이라는 차별성과 함께 회전방향이 다르기 때문이다. 체질이 다르다는 것은 밭에 배추를 심을 때 뿌리와 줄기를 거꾸로 심는 것만큼이나 차이가 크다.

한 예로 소음인에게 고혈압이 오면 우측 간장에 문제로 나타나지만 비슷한 구성을 가진 태양인은 간장과 함께 방광의 문제로 나타나는 경우가 많다.

그러고 보니 생각나는 것이 있다. 오래전 손이 갑자기 크게 부었던 고령의 환자가 있었다. 복진 결과 심장 반응이 나왔고 심장기맥을 치유했지만 별다른 효과가 나타나지 않았다.

배꼽링은 간장과 심장에 특히 효과가 좋다. 그런데 전혀 차도가 없으니 이상한 생각이 들었다. 그래서 이번에는 간장을 먼저 치유한 다음 이어서 심장기맥을 치유해보기로 했다.

그랬더니 일 분도 지나지 않아 부었던 손에 부종이 빠지기 시작했고 불과 3~4분 만에 정상으로 돌아왔다. 붓기가 너무 빨리 빠지다 보니 환자의 손 등이 쭈글쭈글해질 정도였는데 흥미로운 것은 목에 속하는 간장과 화에 속하는 심장을 순서에 맞추어 치유했을 때 이와 같은 효과가 나타났다는 사실이다.

당시에는 오행은 전혀 생각하지 못했고 모든 치료에 간장이 우선이라는 판단을 했던 것인데 우연히 오행과 맞아 좋은 결과로 이어진 것이다.

이 사례에서 보듯 오행이 중요한 이유는 병이 든 장기에 기운을 공급하는 이전 단계의 장기를 찾아낼 수 있다는 점이다.

이전에도 피부저항을 측정하는 과정에서 16기맥이 오행 순서에 따라 시계방향 혹은 반시계 방향으로 회전한다는 사실을 발견한 적이 있다.

기력을 높이기 위해 하루에 두 번씩 기계를 사용하고 있었는데 액정에 표시되어 나타나는 피부저항 측정결과가 이상했다.

며칠 동안 계속 임맥과 우측 간장만 나오면서 열여섯 개 전체기맥에서 차례로 수치가 내려가는 특이한 현상이 나타나고 있었던 것이다.

"임맥 250, 우측 간장 240, 심장 230, 위장 220, 방광 200…"

의아한 마음이 들어 이번에는 학회를 방문한 태양인 회원에게 측정을 한 다음 결과를 살펴보았다. 그런데 이번에는 전혀 다른 결과가 나왔다.

앞서와 달리 피부저항 수치가 계속해서 올라가는 현상이 나타났다.

"좌측 위장 260, 심장 270, 좌측 간장 280, 독맥 290…"

이 같은 현상은 음체질과 양체질 모두 오행의 순서에 맞추어 회전운동을 한다는 것을 알려주고 있다.

다음의 그림은 사상체질 안에 있는 오행의 순서를 나타낸 것으로 화살표를 따라가면 기운이 회전하는 방향을 알 수 있다.

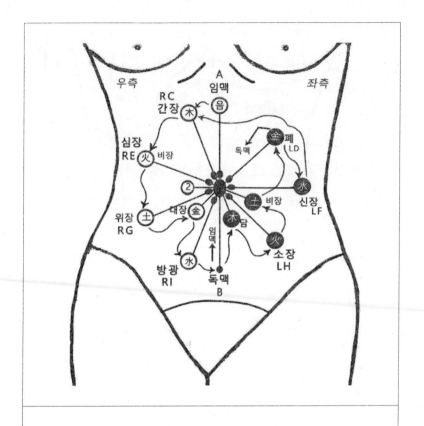

음체질의 진단점과 오행구조

소음인 : 임맥으로 시작하는 우측 체질이다. 회전방향은,
임맥 〉 우측 간장 〉 심장(비장) 〉 위장 〉 대장 〉 방광 〉
독맥 〉임맥

태음인 : 임맥에서 소음인의 우측 간장∼방광, 독맥을 거쳐 좌측
담으로 시작하는 좌측 체질이다. 회전 방향은,
임맥 〉 독맥 〉 좌측 담 〉 소장 〉 비장 〉 폐 〉 독맥 〉 임맥
　　　　　　　* 폐 〉 신장 〉 우측 간장

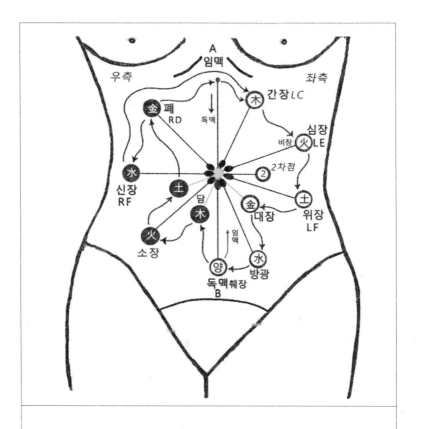

양체질의 진단점과 오행구조

태양인 : 독맥으로 시작하는 좌측 체질이다. 회전방향은
독맥 〉 좌측 간장 〉 심장 〉 위장 〉 대장 〉 방광

소양인 : 독맥에서 태양인의 좌측 간장~방광을 거쳐 우측 담으로
시작하는 우측 체질로 회전방향은,
우측 담 〉 소장 〉 위장 〉 폐 〉 독맥
* 폐 〉 신장 〉 독맥

사상체질과 나

치골을 마사지하면서 느낌을 살펴보면 마사지를 하는 부위와 사용하는 손가락에 따라 효과가 달라진다는 것을 느낄 수 있다.

이처럼 예민한 반응이 나타나는 이유는 치골 부위에 많은 신경이 분포되어 있기 때문인데 이에 못지않게 손가락에도 많은 신경이 모여 있다.

신경은 전기 작용이 이루어지는 곳으로 신경 세포는 시냅스를 통해 몸에서 일어나는 각종 정보를 뇌에 전달하는 기능을 갖고 있다.

정보전달 기능의 매체는 생체전기로 손가락이 치골에 닿으면 손에 있는 생체전류가 치골로 이어지면서 치료 효과가 나타나게 된다.

돋보기를 들고 종이와 나뭇잎을 태우는 실험을 해보면 이 같은 존재에 대한 과학적 이치를 찾을 수 있다.

날이 추워도 돋보기를 이용하면 종이는 물론 나뭇잎을 태워 구멍을 낼 수 있다. 어렸을 적 누구나 한 번쯤 경험했을 일인데 몸을 덥히기엔 부족한 겨울 햇빛도 한 곳으로 모으면 잎사귀를 태우고 화재를 일으킬 만큼 강력한 힘이 된다.

만물이 작용하는 이치도 이와 같아서 마음을 집중하고 한 곳으로 모으면 평상시에는 상상할 수 없는 큰 힘이 나타난다.

배꼽에서 16기맥을 찾아 배꼽링요법을 완성하고 맞춤형 의료기를 개발하여 사상체질의 과학적 구조를 찾아낼 수 있었던 것도 절실함이 빚은 집중력의 결과였다.

맞춤형 기기를 개발하는 과정에서 4개의 특허와 2개의 프로그램을 완성하는 성과를 거두었는데, 이때 받은 특허의 대부분은 지식보다는 체험에 의해 만들어진 것이다.

인체에 나타나는 부작용을 없애기 위해 저항과 콘덴서 등 전자부품을 연결하며 실험을 했다.

뇌를 비롯한 신경의 활동이 생체 전류에 의해 이루어지는 만큼 전자회로가 인체 생리에 영향을 미칠 것으로 판단했던 것인데 확실한 효과가 나타났고 특허를 획득하는 성과로 이어지게 된다.

처음 이와 같은 회로를 구상했을 때 개발에 참여했던 연구소 소장은 코웃음을 쳤고 식양청 규정을 맞추기 위해 찾았던 또 다른 개발자역시,

"엔지니어의 양심 상 이런 엉터리 회로를 만들 수 없다."며 기기제작을 거부했다.

내가 이런 모욕을 당하면서도 끝까지 이 회로를 고집한 이유는 이와 같은 구성이 아닐 경우 심장의 부담을 덜 수 없었기 때문이다.

결국 그곳을 떠나 전문가 중의 전문가라는 사람을 찾아 최종 개발을 의뢰해야만 했다. 그런데 국내 굴지의 전자회사에 근무하다 독립한 엔지니어의 생각은 달랐다.

"전극판에 주어지는 노이즈를 제거하는 효과가 있습니다. 잘 만들어졌네요. 그런데 어떻게 선생님이 이런 회로를 구성했습니까?"

라며 놀라워한다.

그동안 비웃음만 당하다가 인정을 받으니 날아갈 듯한 기분이 되었고 내친김에 특허까지 신청했던 것인데 거짓말처럼 심사를 거쳐

특허가 나왔다.

이후에도 연구와 실험은 계속되었고 많은 회로를 개발하게 되는데 그중 3개가 인정을 받아 특허를 받게 된다.

이처럼 전문가도 아닌 내가 특별한 기능을 가진 회로를 개발할 수 있었던 것은 전자회로와 나의 몸이 하나가 되는 체험을 했기 때문이다.

누워서 머릿속으로 회로의 구성을 생각하면 그것만으로 몸에 반응이 느껴졌고 몸이 아프거나 좋아지는 현상이 나타났다. 공명현상으로 판단되는데 의료기에서 출력되는 전류 파동과 인체의 장기 파동이 서로 일치할 때 이런 현상이 나타난다.

이와 같은 특성을 활용해서 회로의 기초를 구성한 뒤 부품을 연결하고 용량을 정해 회로를 완성했다.

출력 부분에 한정된 것이지만 의료기의 부작용을 줄이는 작업은 매우 중요해서 이 일에만 10년이 넘는 세월을 투자해야 했다.

전자공학에 관한 나의 경력은 단출하다. 과거에 일 년 가까이 전문기관에서 공부를 했고 2년 넘게 개발 전문가들과 함께 일을 하며 지식과 경험을 쌓은 것이 전부였다.

실무 경험을 쌓으며 3년을 보냈지만 전자공학은 그렇게 만만한 분야가 아니어서, 내가 가진 지식으로는 고장 난 곳도 찾기 어려운 것이 사실이다.

그런데도 불구하고 전문가들도 이해하지 못하는 회로를 구성해서 4개의 특허를 받았고 배꼽링요법을 통해 완성된 이론을 활용하여 의료기의 프로그램을 완성했다.

이런 일이 가능했던 이유는 환자를 향한 나의 열정과 치료에 대한 절실함이 있었기 때문이다.

태초 이래 배꼽에서 16기맥을 찾은 사람은 없다. 사상체질 또한 사례만 무성했지 정확한 이론을 제시한 사람이 없는데 세상에 나온 이론 모두 추측에 의한 가설일 뿐 의학과 과학적 기준에 맞는 이론 자체가 없다.

이처럼 열약한 상황에서 배꼽의 16기맥을 찾아 학문적 체계를 세우고 사상체질의 침구학적 구조와 과학적 원리를 찾아낼 수 있었던 동력은 남다른 집중력과 직관의 힘이 가져온 결과라고 생각한다.

위기와 극복의 묘수

　의료기를 완성한 후 제조허가를 받기 위해 식양청에서 지정한 전문기관에 검사를 의뢰했다. 그런데 검사를 의뢰한 지 열흘째가 되던 날 검사를 담당한 연구원에게서 연락이 왔다.

　"전압 조절이 이루어져야 할 부분에 문제가 있어서 더 이상 검사를 진행할 수가 없습니다. 검사를 진행하기 위해서는 이 문제를 해결해 갖고 와야 합니다."

　청천벽력 같은 이야기였다. 기기를 개발하는 것만으로도 한계를 넘어선 상황인데 회로를 수정해서 기계를 다시 만들려면 비용이 얼마나 들지 가늠조차 되지 않았다.

　추가되는 비용은 제작비만이 아니다. 기간이 연장되는 만큼 그에 따른 벌금까지 물어야 하니 이래저래 큰일이 났다.

　얼굴이 파랗게 질려서는 개발자를 찾아가 의견을 물었다. 그런데 서류를 받아든 그의 표정이 밝지가 않다.

　"회로를 다시 구성해서 기계를 만들기 전에는 방법이 없다."는 것이다. 검사비용도 여러 사람에게 돈을 빌려 충당했는데 다시 추가비용이 발생하면 더 이상 감당할 여력이 없었다.

　앞이 캄캄해지며 온몸에 힘이 빠지고 아무런 생각도 나지 않는다. 간신히 마음을 추스르고 집에 돌아온 뒤 자리에 누워 천정을 바라본다. 목을 타고 긴 한숨이 새어 나왔다.

'정말 방법이 없는 것일까?'

여러 가지 상념이 허공을 맴돌며 천정을 타고 돌아다닌다. 정신이 없는 탓이다. 그런데 어느 순간 문제를 해결할 수도 있다는 생각이 뇌리를 스쳤다.

상황에 맞지 않게 근거도 없는 자신감이 고개를 들었던 것인데 얼른 침대에서 일어나 회로도와 기판을 번갈아 살펴가며 스쳐 간 영상을 잡기 위해 안간힘을 썼다.

모래 속에서 사금을 찾는 것처럼 무모한 일이었지만, 왠지 문제를 해결할 방법이 있을 것도 같아 밤을 새워가며 궁리를 했다. 머리에 쥐가 날 만큼 고통스러운 시간이 흘러갔다.

이따금 불빛처럼 스쳐 가는 생각들을 노트에 적어가며 정리를 해나갔다. 그렇게 얼마나 지났을까?

일을 마치고 창밖을 바라보니 동이 트며 아침이 밝아오고 있었다.

밤새 한숨도 이루지 못하고 날밤을 세워가며 작업을 한 것인데 서둘지 않고 몇 시간 눈을 붙여 수면을 취한 다음 의료기 회사를 찾아갔다. 그리고 수정한 회로를 보여주며 반응을 살폈다.

"글쎄요. 가능할 것 같긴 한데에- 어디 한번 해 봅시다."

내용을 검토한 엔지니어가 고개를 끄떡인다. 그는 곧장 작업에 들어가 선을 이은 뒤 칩을 꽂아 납땜을 하고 기기를 작동시켰다.

"음, 잘 되네요."

신기하다는 듯 나를 쳐다보며 환히 웃는다. 초조한 마음으로 상황을 지켜보던 나는 안도하며 가슴을 쓸어내렸다. 성공이었다.

기기를 개발할 때 추가될지도 모를 기능을 위해 PCB기판 한쪽에 여분의 회로를 구성해 둔 것이 있었다. 그곳에 멀티플렉스 기능을 가진 반도체를 하나 설치해서는 약간의 수정을 거쳐 회로를 연결했을 뿐이었다. 그런데 기기는 규정에 맞게 작동을 했고 나는 위기에서 벗어날 수 있었다.

전문가도 알아내지 못한 방안을 찾아내서 문제를 해결했던 것인데 명리학의 대가인 소재학 박사는 그런 나의 능력을 재능으로 풀이했다. 하지만 당사자인 나는 끈기와 집중력의 결과가 이런 일을 가능하게 했다고 생각한다.

절실한 마음을 담아 노력하고 집중하다 보면 때론 기적이 일어나고 이해하기 어려운 일들이 현실로 다가온다는 것을 믿는 까닭이다.

학회를 이끌고 환자의 치유를 도우면서 병원에서 손을 들고 포기한 환자가 두 달도 안 되어 완치되는 것을 수없이 봐 왔다.

환자와 가족, 필자 모두가 힘을 모아 노력한 결과였는데 배꼽링을 고안해서 16기맥을 발견하고 세상에 없는 맞춤형 기기를 개발할 수 있었던 것도 열정과 끈기를 갖고 최선을 다해 얻은 결과였다.

이번에 사상체질의 과학적 구조를 찾아내고 체질이 발생하는 이치와 형성되는 과정을 밝혀낼 수 있었던 것도 이와 같은 의지와 집중력이 결합되었기 때문이다.

이 글을 읽는 독자들은 눈치챘겠지만 나는 자만하지 않으나 겸손을 떠는 성격도 아니다. 있는 것은 정직하게 말하고 없는 것은 사실대로 털어놓을 뿐이다.

임상실험을 하면서 결과가 나온 후 제일 먼저 한 질문도, "이 기계를 제품으로 만들 가치가 있습니까?"였다.

자만심에 빠져 돈키호테 같은 행동을 할까 봐 두려웠기 때문인데 함께 시험을 진행했던 김교수는 내 말에 머리를 끄덕였다.

"이와 같은 기계가 이 세상에 없으니까요."

집필을 마치며

돌아보니 20년이 넘게 이루어진 나의 연구는 책 몇 권에 불과할 만큼 적은 양이다.

배꼽링과 치유법 이론을 집약해서 의료기를 개발하기 위해서는 전극을 직접 몸에 대고 실험을 해야 했다.

이 과정에서 심상에 무하가 걸려 손목과 팔 관절을 다치는 등 혹독한 대가를 치러야 했는데 하루에 몇 시간씩 테스트를 강행하다 보니 전기고문과 다름없는 자극이 몸에 주어졌던 것이다.

미련하기 짝이 없는 일이었다. 이치만 보면 말이 안 되는 것 같지만 호기심 많고 고집 센 사람이 이런 함정에 빠져 고생을 한다.

부작용의 원인은 일 년이 다 되어서야 밝혀졌다. 2천 밀리볼트의 전압이 심장에 부담을 주었던 것인데 현재 완성된 기기에 사용되는 전압이 7밀리볼트에 불과한 걸 보면 얼마나 어리석은 짓을 했는지 짐작할 수 있다.

미국에 있을 때도 피부저항 측정방식을 찾기 위해 전극을 몸에 대고 하루에 몇 시간씩 몇 달 동안 실험을 한 적이 있다. 그러던 어느 날 갑자기 온몸에 열꽃이 피고 얼굴이 붉어지면서 피부발진이 일어났다.

당장 실험을 멈추어야 했지만 한번 시작하면 끝장을 보는 성미라 실험을 계속했는데 결국 미련한 고집이 일을 내고야 말았다.

심장은 물론 신장에 무리가 주어져 관절의 문제로 이어진 것인데 결국 손가락과 팔 관절에 염증이 생기면서 몸이 상하는 부작용을 겪어야 했다.

"아무리 작은 전기라 해도 심장에는 부담이 주어진다."는 식양청의 자료를 보지 못한 까닭이다.

때로는 어리석은 짓인 줄 알면서도 앞으로 나아갈 수밖에 없는 사정이 있다. 각각의 장기에 맞는 파동수를 찾으려면 직접 실험대상이 되는 것 외에는 다른 방도가 없는 것이다.

배꼽링을 고안할 때도 실험을 하느라 죽을 고비를 넘겼는데 이번에도 예외는 아니었다. 협심증이 나타나서 두려웠던 적도 있고 신장과 간장 수치가 높아지고 혈당이 급격히 올라가서 우울증세를 겪어야 했다.

전기에 의해 장기에 손상이 주어졌기 때문이다. 그러나 기계가 완성되고 나자 이 같은 증상은 서서히 사라졌고 지금은 비교적 평온한 상태를 유지하고 있다.

이번에 치골마사지 요법을 사용하고 나서는 한결 몸이 좋아지는 것을 느낀다.

지난 몇 달간 하루 14시간씩 글을 쓰며 컴퓨터에 앉아 강행군을 하고 있는데 배꼽링과 치골마사지가 없었다면 불가능한 일이다.

눈 밑에 난 다크서클을 보며 웃음을 짓는다. 스스로 생각해도 이 나이에 갖는 열정이 신기하게 느껴지기 때문인데 부디 이 같은 나의 노력이 독자들에게 좋은 결과로 이어지기를 바라는 마음 간절하다.

배꼽링요법 임상시험 내역

1998년 경희의료원 한방과 임상시험

경희의료원 한방과에서 신현대 교수의 감독하에 3주간에 걸쳐 중풍, 허리디스크와 관절염 환자를 대상으로 임상시험을 실시하고 효과를 인정받음.

2011년 4월 부산 암요양병원 임상시험

30여 명의 암환자들에게 임상시험을 한 결과 백혈구 수치와 암수치, 염증, 통증 등에 확실한 효과가 있음을 인정받음.

1998년 서초동 내과의원 임상시험

2개월에 걸친 실험에서 체증과 간질, 허리통증이 있는 환자를 대상으로 실험을 하여 확실한 효과가 확인.

2000년 정형외과 임상시험

병원장인 장박사의 초청으로 류마티즘과 퇴행성관절염환자 등 대상으로 임상시험을 하고 확실한 효과를 인정받음.

2005년 피부과 임상시험

배꼽링을 이용하여 병원장이 직접 난치성피부병과 아토피성 피부염 환자에게 임상시험을 하고 확실한 효과를 확인함.

* 법적 요건을 모두 갖춘 시험은 아니지만 병원과 합의된 실험임.